L'ÉTAT

DYSPEPTIQUE

LÉON-MEUNIER

L'ÉTAT DYSPEPTIQUE

AVEC 37 FIGURES ET SCHÉMAS

MASSON ET Cⁱᵉ, ÉDITEURS
LIBRAIRES DE L'ACADÉMIE DE MÉDECINE
120, BOULEVARD SAINT-GERMAIN, PARIS (VIᵉ)
1923

I

DE L'ÉTAT DOULOUREUX DYSPEPTIQUE

La douleur non fonction de la sécrétion.
La douleur non fonction de la sensibilité.
La douleur fonction de l'évacuation.

Pour être dyspeptique, disait Lasègue, *il faut souffrir de l'estomac et se plaindre...*

Cette définition, englobait autrefois la presque totalité des affections stomacales.

Puis, avec le progrès de l'histo-pathologie, avec les interventions chirurgicales toujours plus nombreuses, on tend chaque jour à rétrécir le domaine dyspeptique.

Actuellement j'ai l'impression que le rôle de la dyspepsie regagne de nouveau du terrain et cela pour les raisons suivantes :

Après vingt-cinq ans de pratique gastro-entérologique, j'en arrive en effet à cette conclusion que tous les malades que nous voyons défiler devant nous, légers ou graves, atteints de troubles fonctionnels ou de lésions organiques, d'affections atteignant l'estomac ou touchant le carrefour sous-hépatique... se présentent tous à nous avec un même air de famille.

Chez tous, on rencontre cette symptomatologie *douloureuse* décrite dans tous les traités classiques au *chapitre Dyspepsie*. Elle apparaît il est vrai avec des manifestations plus ou moins aiguës, qui peuvent quelquefois vous mettre sur la voie d'un diagnostic d'une lésion, mais qui souvent vous laissent dans l'impossibilité absolue de différencier cliniquement un simple trouble fonctionnel d'une lésion organique.

Il faut donc en conclure que cet *État dyspeptique* n'est pas une entité morbide, mais *un syndrome douloureux* sans spécificité nosologique qui englobe toute la pathologie gastro-duodéno-hépatique.

Et si toutes ces affections ont ainsi une symptomatologie de parenté, c'est qu'à la base elles *ont une pathogénie douloureuse commune*.

Déceler cette pathogénie, non par vain amour-propre d'échafauder une conception plus ou moins éphémère, mais dans le but pratique d'en tirer une directive thérapeutique, tel est le but de cet exposé.

ÉTAT DOULOUREUX ET SÉCRÉTION

La douleur est-elle fonction de la sécrétion ?

Le chimisme gastrique a été à partir de 1900 le pivot de la dyspepsie.

La dyspepsie sera chimique ou elle ne sera pas, disait en effet Germain Sée.

thique sur la douleur stomacale. Malade qui souffre de l'estomac et *se plaint*, dit Lasègue, montrant déjà l'influence du psychisme dans l'état douloureux.

Toutefois l'état névropathique seul ne peut nous satisfaire pour expliquer la cause des douleurs *précoces* et des douleurs *tardives* qu'on rencontre classiquement.

Hypersensibilité de la muqueuse

Contre cette pathogénie douloureuse, nous devons nous rappeler le peu de la sensibilité de la muqueuse gastrique.

Comme tous les viscères innervés par le système végétatif, l'estomac présente une véritable insensibilité : Haller n'a-t-il pas affirmé qu'on peut sectionner les tissus viscéraux d'un animal qui continue à se nourrir ; Mackensie n'a-t-il pas montré la possibilité d'opérations intestinales en dehors de toute anesthésie ?

Hypersensibilité du plexus solaire.

En présence des connexions nerveuses qui relient l'estomac et le plexus solaire, on ne peut mettre en doute le retentissement réciproque des maladies de l'estomac et des viscères ; mais en faisant jouer au plexus solaire le rôle important, capitalisant toutes les perturbations de voisinage, les auteurs arrivent à considérer comme dyspeptiques des malades qui ne se plaignent pas de l'estomac...

En résumé, pas plus que nous n'avons admis avec

Germain Sée le rôle capital de la sécrétion dans l'élément douloureux, pas plus nous n'admettons avec Dubois de Berne ou avec Leven le rôle exclusif de l'hypersensibilité pour expliquer cet état douloureux.

ÉTAT DOULOUREUX ET ÉVACUATION GASTRIQUE

La douleur est-elle sous la dépendance de la mauvaise évacuation gastrique ?

Nos expériences de laboratoire et l'examen purement des faits, nous permettent d'*affirmer que oui*.

Nous nous sommes astreints depuis 1903 à calculer l'évacuation gastrique chez tous nos malades classés cliniquement sous le diagnostic de dyspepsie stomacale. Nous ne voulons pas par la description de ces procédés auxquels le lecteur peut se reporter (1) alourdir ce travail d'exposition. Nous pouvons écrire que dans ces examens qui dépassent le chiffre de 4.000, nous avons toujours trouvé un retard dans l'évacuation gastrique dans plus de 3.000 cas.

Mauvaise évacuation gastrique et élément douloureux sont-ils donc intimement liés ? Oui, et l'observation médicale nous en donne des exemples fréquents.

1er exemple : Soit un très grand ptosé à mauvaise

(1) Léon Meunier, Etude de la motricité et de la sécrétion vraie de l'estomac. *Pr. Méd.*, n° 88, 1903.
De la sécrétion prolongée. *Pr. Méd.*, 1921, n° 95.
De l'état dyspeptique. *Pr. Méd.*, n° 76, 1922.

évacuation évidente, sans lésion organique : Il souffre de sa digestion ; mettez-le au lit ; l'évacuation est accélérée et il ne souffre plus.

2° Prenons comme deuxième exemple une lésion organique : Soit un malade atteint d'un rétrécissement pylorique, quelle qu'en soit la nature. Son évacuation stomacale est nulle, les douleurs gastriques violentes.

On fait à ce malade une gastro-entérostomie, simple opération de dérivation mécanique, sans toucher à la lésion.

L'évacuation gastrique est rétablie, la douleur stomacale cesse immédiatement.

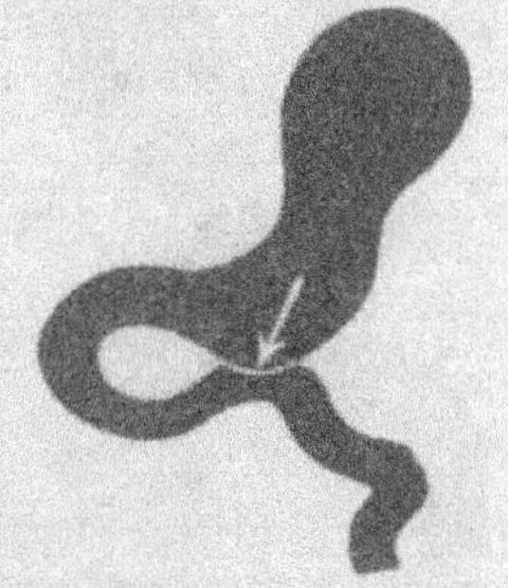

FIGURE 2. — *Évacuation rétablie = suppression de douleur.*

Et ce cas est si fréquent que beaucoup de malades opérés d'une gastro-entérostomie comme premier temps d'une intervention plus complète se refusent à subir la deuxième intervention, se considérant comme absolument guéris.

3° exemple : Soit une tumeur du corps de l'estomac. La tumeur est palpable à la main, les lésions sont considérables, la sécrétion bouleversée.

Les ramifications nerveuses et le plexus solaire doivent être mis à une rude épreuve et néanmoins *le malade souffre peu.*

Mais la lésion s'étend du corps de l'estomac au

pyloré ; subitement l'évacuation jusqu'alors conservée est compromise et l'*élément douloureux s'installe*.

4° Prenons comme dernier exemple le cas opposé : un de ces estomacs, trouvaille de radiographie, d'aspect

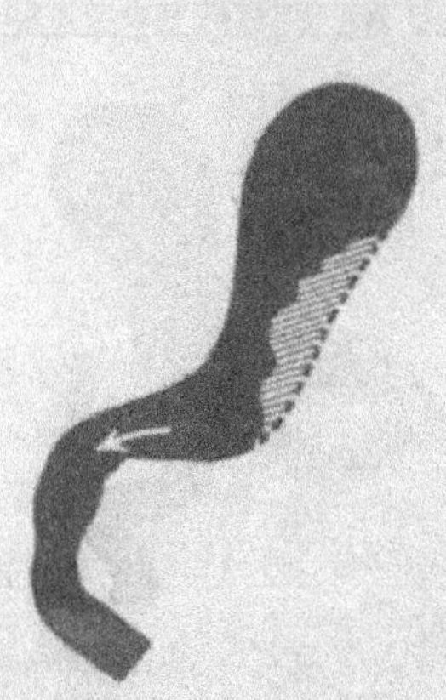

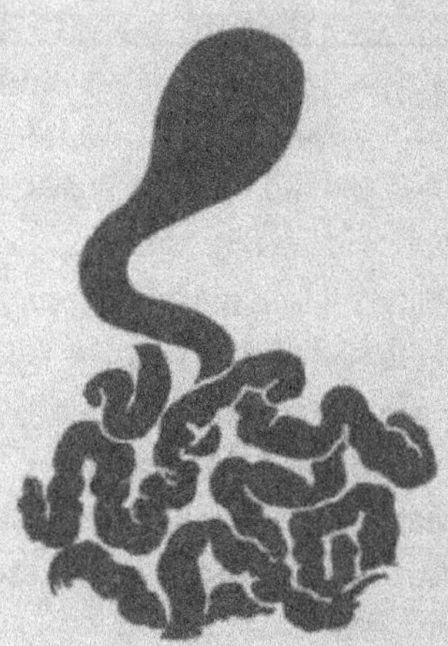

FIGURE 3. — *Grosse tumeur avec évacuation pylorique libre* (Peu de douleur). FIGURE 4. — *Linite pylorique et évacuation trop hâtive* (Pas de douleur).

ratatiné, déformé, scléreux, avec un pylore infiltré laissant fuir sous l'écran le repas d'épreuve qui envahit de suite la masse intestinale.

Ici la lésion atteint l'estomac au maximum, mais l'évacuation pylorique *est libre et le malade ne souffre pas*.

En résumé, ces observations qu'on peut répéter, montrent nettement le rôle capital joué par l'évacuation vers l'élément douloureux.

L'évacuation gastrique seule crée l'État douloureux.

II

DES MOYENS DE DÉFENSE
DE L'ESTOMAC

1° Aérophagie.
2° Sécrétion prolongée.

Quelle que soit la cause qui perturbe l'acte digestif ou engendre la mauvaise évacuation gastrique, comment l'estomac lutte-t-il contre cette infériorité ?

Par deux procédés qui créent l'élément douloureux et déterminent la symptomatologie de l'Etat Dyspeptique :

1° une défense d'ordre mécanique qui engendre l'aérophagie ;

2° une défense d'ordre sécrétoire qui engendre la sécrétion prolongée.

DÉFENSE MÉCANIQUE (AÉROPHAGIE)

Nous sommes tous des aérophages. Le coussinet gazeux qui forme la poche à air classique de tout estomac, règle physiologiquement avec la musculature stomacale le débit gastrique. Plus la tension intragastrique augmente, plus la pression sur la surface du contenu stomacal s'exagère, et selon les principes fondamentaux de l'Hydraulique, plus l'évacuation gastrique est rapide.

D'ailleurs, dans le cas de vomissements, n'est-ce pas en produisant un gaz artificiel (acide carbonique de la potion de Rivière) qu'on cherche à régulariser l'évacuation gastro-intestinale, en renforçant ainsi la poche à air, en créant une sorte d'aérophagie thérapeutique.

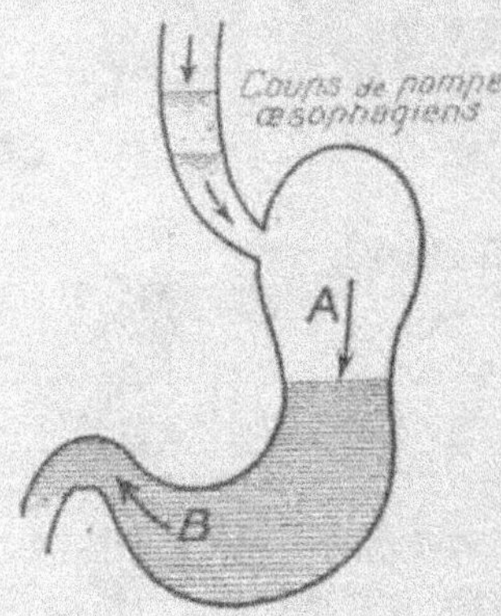

FIGURE 5. — Pression gazeuse en A exagère le débit liquide en B.

Aussi quand cette évacuation est compromise, inconsciemment le patient cherche à la rétablir en pompant quelques gorgées d'air supplémentaires. Mais entre les coups de pompe physiologiquement réglés et les coups de pompe pathologiquement trop nombreux, il n'y a qu'un pas vite franchi par l'insuffisant musculaire et l'aérophagie est constituée avec *toutes ses conséquences douloureuses* que nous étudierons au chapitre symptomatologie.

Citons simplement l'exemple d'une de nos malades qui, devant nous, réalisait, *démontrait expérimentale-*

ment cette relation de l'insuffisance de l'évacuation et
de l'aérophagie.

Cette malade avait une affection peu commune, que
seule l'intervention chirurgicale put découvrir et gué-
rir radicalement. Elle faisait périodiquement, et cela
pendant plusieurs années,
entre ses piliers diaphrag-
matiques, une sorte de her-
nie du tube gastro-duodénal
qui allait du simple pincement jusqu'à l'occlusion
complète ; de là des crises
qui revêtaient des caractères plus ou moins violents,
mais qui avaient toujours le
même aspect : Subitement,
en pleine santé, la malade
faisait son pincement et blo-

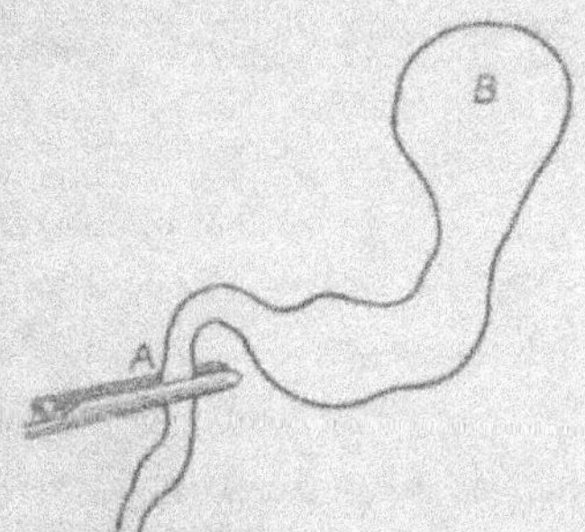

FIGURE 6. — *Pincement en A
détermine aérophagie en B
(démonstration chirurgicale
de la production de l'aérophagie).*

quait son évacuation gastrique. De suite une aérophagie
de défense se produisait, formidable, avec un abdomen
distendu, un péristaltisme stomacal se dessinant furieus-
ement sous la paroi abdominale et entraînant des
symptômes dramatiques de compression allant jusqu'à
l'état syncopal.

Un seul traitement réussissait : le lavage du contenu
gastrique ; dès que la cavité gastrique était propre, tout
rentrait dans l'ordre instantanément.

L'évacuation rétablie, spontanément par le malade
ou thérapeutiquement par la sonde, l'aérophagie dis-
paraissait brusquement, la malade nous démontrant

ainsi *expérimentalement le rôle de l'aérophagie de
défense dans le cas de mauvaise évacuation gastrique.*

DÉFENSE SÉCRÉTOIRE. — (SÉCRÉTION PROLONGÉE)

On sait physiologiquement que tout corps étranger
au contact d'une muqueuse amène une sécrétion de
défense de cette muqueuse.

La sécrétion salivaire est par exemple quantitativement fonction du temps du contact du bol alimentaire ;
la sécrétion gastrique est également fonction du temps
de séjour de la masse alimentaire dans la cavité stomacale comme le démontrent les expériences classiques de Pawlow sur la sécrétion *chimique.*

Par suite tout contact anormal du chyme avec la
muqueuse gastrique peut entraîner une *sécrétion prolongée* si la muqueuse est capable de produire cet effort.

Et ce contact anormal peut se produire dans les deux
cas suivants :

1° Dans les affections à type insuffisance musculaire
par retard de l'évacuation et par temps du contact trop
prolongé (*hypercontact quantitatif*) ;

2° Dans les affections à type ulcéreux, quelle qu'en
soit la nature, par hyperesthésie de la muqueuse et par
temps de contact trop exquis avec les terminaisons
nerveuses mises à nu (*hypercontact qualitatif*).

Et contrairement à ce qu'on a pu écrire c'est cette

sécrétion prolongée et non l'*hypersécrétion* qui crée l'élément douloureux. Tout le monde sait en effet que l'hyperchlorhydrie peut n'être pas douloureuse. Elle est fonction de l'individu. De même qu'on peut avoir un poids au-dessus de la normale sans être un obèse, de même on peut avoir impunément une sécrétion au-dessus de la moyenne.

Au contraire la sécrétion anormalement prolongée *crée la douleur* comme nous le montrerons au chapitre suivant.

Et cette sécrétion prolongée nous l'avons recherchée quantitativement et qualitativement dans plus de *3.000* cas (par le procédé au glucose), en examinant *nos malades le matin à jeun, douze heures après le dernier repas.*

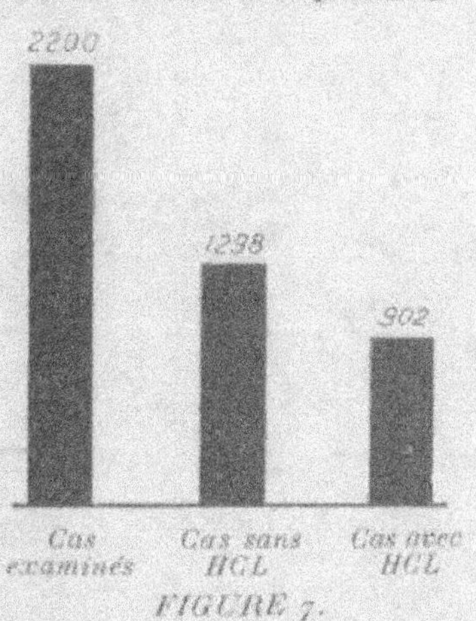

FIGURE 7.

Ces cas peuvent schématiquement se ranger en deux catégories :

1° Malades avec solution de continuité de la muqueuse (sauf lésions cancéreuses) ;

2° Malades avec insuffisance musculaire stomacale.

Les malades du premier groupe nous ont presque toujours montré le matin à jeun de la sécrétion prolongée.

Les malades du second groupe nous ont donné des chiffres résumés dans la figure 7 :

Ce tableau montre que 41 0/0 de ces malades présentent douze heures après le dernier repas une sécrétion gastrique prolongée se manifestant par un liquide résiduel ayant une acidité chlorhydrique pouvant atteindre jusqu'à 3 0/00.

Nous sommes loin des conclusions de Reichmann admettant que toute sécrétion à jeun, toute sécrétion continue répond à un ulcère præpylorique !

III

SYMPTOMATOLOGIE DOULOUREUSE DE L'ÉTAT DYSPEPTIQUE

Engendrée : — 1° par l'aérophagie,
— 2° par la sécrétion prolongée.

SYMPTOMES DUS A LA DÉFENSE MÉCANIQUE (AÉROPHAGIE)

Ces symptômes sont engendrés, avons-nous dit, par la défense mécanique du malade, qui instinctivement renforce son évacuation insuffisante en injectant de l'air dans sa cavité gastrique.

Nous avons l'impression que tout malade lutte d'abord avec sa sécrétion contre la mauvaise évacuation. Ce n'est que lorsqu'il est à bout de *souffle sécrétoire*, lorsque sa sécrétion est insuffisante par fatigue acquise ou congénitale que le malade se défend mécaniquement.

De plus cette défense peut se faire pendant toute la digestion mais nous la rencontrons surtout au début de la digestion.

Elle engendre deux sortes de symptômes :

1° des symptômes gastriques ;

2° des symptômes extra-gastriques.

SYMPTOMES GASTRIQUES

Les symptômes gastriques sont déterminés par la distension même de l'estomac. Ce sont :

Le météorisme.

Le renvoi gazeux.

Météorisme.

La muqueuse stomacale a une insensibilité presque absolue au traumatisme ; par contre, comme tous les organes creux (intestins, vessie...), la musculature stomacale a une sensibilité élective dans le cas de distension. Elle réagit par spasmes douloureux qui expliquent, dans le cas de météorisme, la sensation pouvant aller du simple malaise à la douleur syncopale.

Le météorisme peut en effet aller du simple gonflement jusqu'à la distension monstrueuse.

Nous pouvons citer le cas suivant d'une de nos malades dyspeptique nerveuse, plus nerveuse que dyspeptique et dont nous pourrions dire en renversant par ordre de priorité l'aphorisme de Lasègue : *qui se plaint et qui souffre.* Cette élégante malade était atteinte d'une de ces aérophagies exagérées par toute contrainte mondaine. A la fin d'un dîner officiel, sa distension stomacale fut telle qu'au grand scandale de la table, elle fit craquer bruyamment la soie de sa robe collante.

Renvoi gazeux.

L'éructation n'est que la conséquence de ce météorisme. Il apporte à notre thèse d'aérophagie de défense la preuve suivante : Lorsqu'on examine radioscopiquement un de ces malades après prise d'un repas opaque, on constate ce fait : sous l'influence de l'air dégluti, l'estomac se distend, puis brusquement sous l'écran se produit une contraction amenant un double phénomène : une expulsion duodénale du contenu gastrique et un renvoi gazeux qui soulage momentanément le malade.

Cette expérience renforce notre opinion qui fait de l'aérophagie un procédé mécanique de défense pour hâter l'évacuation gastrique insuffisante.

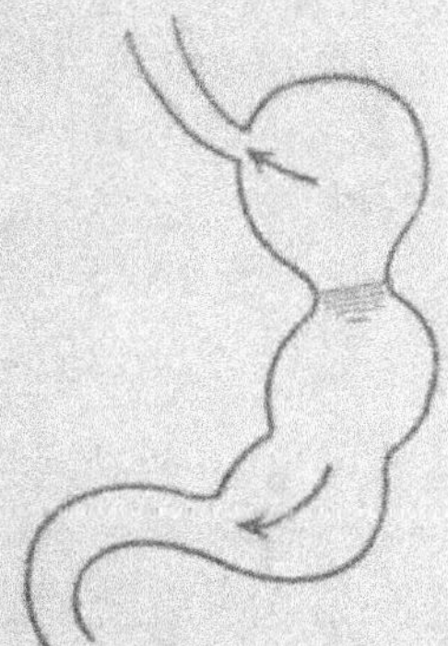

FIGURE 8. — *Contraction de l'estomac amenant renvoi gazeux et expulsion duodénale (avec soulagement immédiat).*

LES SYMPTOMES EXTRA-GASTRIQUES

Les symptômes extra-gastriques sont des symptômes de compression et on peut dire qu'ils sont surtout sous la dépendance du plexus cardiaque et du plexus solaire.

État dyspeptique.

2

Plexus cardiaque.

Au plexus cardiaque appartiennent :

La congestion de la face.

Les maux de tête, les bouffées de chaleur.

Les palpitations, la tachycardie.

Les extra-systoles.

Les douleurs précordiales et les fausses angines de poitrine.....

On n'a en effet qu'à se rappeler les nombreuses relations de voisinage de l'estomac et du cœur (fig. 9) pour comprendre l'influence nocive que peut avoir sur le cœur, un locataire aussi mobile et aussi encombrant que l'estomac :

Séparation par le diaphragme, cloison mobile et compressible.

Relation immédiate des plexus nerveux qui les desservent, le pneumogastrique gauche envoyant ses filets à la fois à l'estomac et au plexus cardiaque.

Toute compression du diaphragme par la grosse tubérosité stomacale peut donc déterminer toute une gamme douloureuse, depuis la simple congestion de la face classique après un bon dîner, jusqu'à l'angor d'origine mécanique.

L'expérience quotidienne montre que la présence de ces symptômes (gonflement, congestion de la face) est consécutive à des troubles d'évacuation et d'aérophagie, sans qu'il soit besoin de faire intervenir des troubles d'élaboration, d'auto-intoxication...

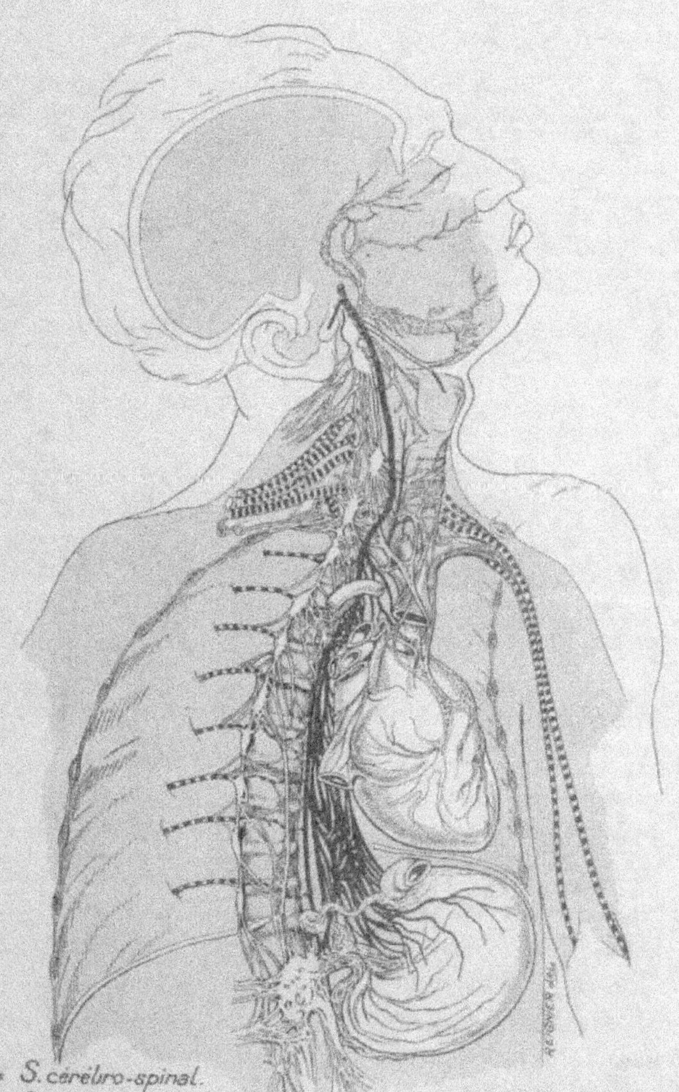

FIG. 6. — Innervation stomacale
et cardiaque.

De même que le plus simple de ces symptômes est d'une façon évidente d'ordre compression aérophagique, de même le plus grave, l'angor pectoris, relève aussi de la même pathogénie.

Dans le but de le vérifier nous allons prendre comme exemple le cas d'un malade examiné par nous et envoyé à notre regretté ami, le docteur Martinet, qui en fit l'examen cardiaque :

Patient de 57 ans, pratiquant tous les sports et atteint de crises paroxystiques, de douleurs prœcordiales et rétrosternales violentes, survenant après les repas, s'irradiant vers le bras gauche et le clouant au sol fortement angoissé.

Aucun des traitements conseillés (médication digitalique, iodurée, nitrites, médication spécifique) n'a procuré de soulagement appréciable

Hypertension marquée $\frac{23}{12\ 1/2}$ avec tachycardie 100. Choc en marteau du deuxième bruit à la base.

L'ortho-radioscopie révèle une poche à air énorme refoulant avec la partie gauche du diaphragme le cœur et l'aorte qui sont tordus sur leurs axes. La constatation de l'énorme poche à air stomacale paraît constituer l'indication essentielle.

Une ordonnance évacuatrice stomacale est prescrite (rééducation musculaire, restriction alimentaire, solution isotonique évacuatrice).

Le résultat est absolu et quasi-immédiat. Les deux observations condensées ci après le font sauter aux yeux. Il dure encore.

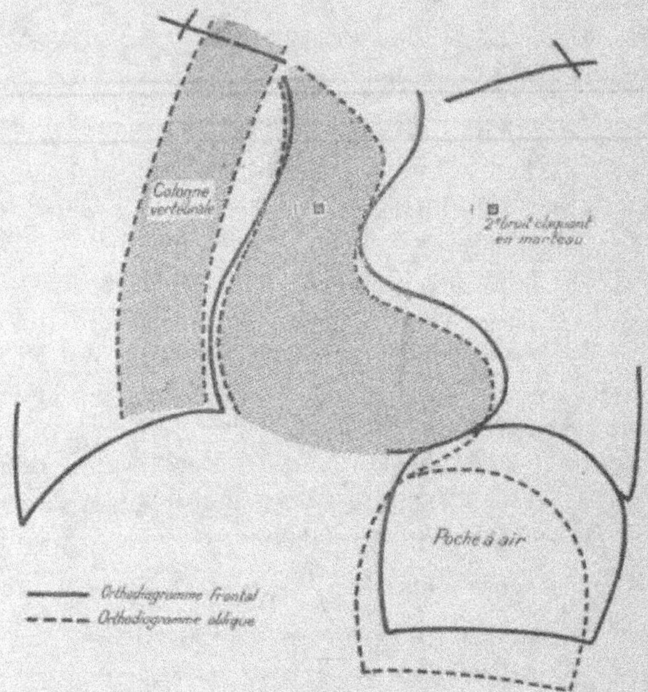

FIGURE 10. — Angor d'origine mécanique.

$$\text{Homme } 1862 \; \frac{1^{m},71}{0^{m},27} = 76 \text{ kilog} ; \; 100 \; \frac{23 \quad \text{(maxima)}.}{12 \; 1/2 \,\text{(minima)}.}$$

Syndrome anginiforme très accentué surtout accusé à l'occasion de la marche et après les repas. Les crises clouent le sujet au sol et lui interdisent tout mouvement.

Poche à air stomacale énorme et météorisme abdominal avec refoulement considérable du cœur et déformation de l'aorte.

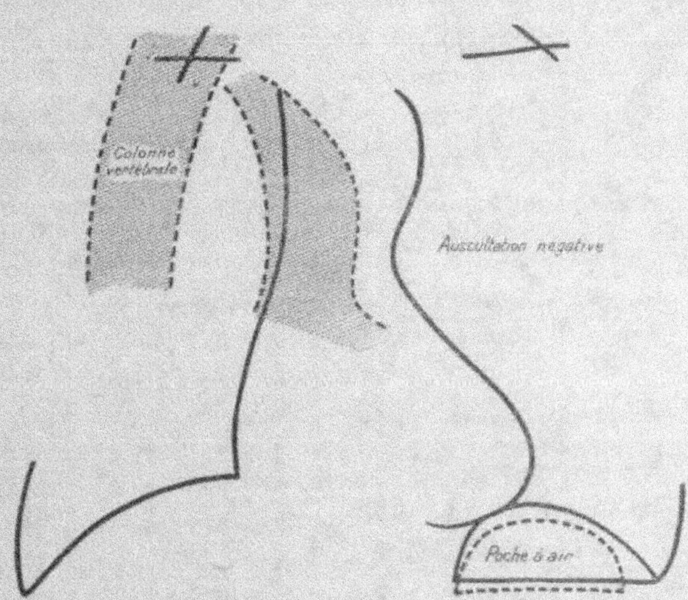

FIGURE 11. — Angor d'origine mécanique.

$$60 \frac{16 \text{ (maxima)}}{10 \ 1/2 \text{ (minima)}}.$$

Même sujet, 3 semaines plus tard, après traitement : 74 kilogr. 800.

Disparition de toute manifestation anginiforme. Reprise de la marche et d'exercices sportifs modérés.

Disparition du météorisme abdominal et grande réduction de la poche à air stomacale. Cœur et aorte ont repris leur forme et leur position normales.

Il s'agissait donc d'un syndrome anginiforme d'origine mécanique, subordonné au refoulement post-prandial du diaphragme, du cœur et de l'aorte par une poche à air stomacale énorme.

Plexus solaire.

Ici encore les troubles de compression dus à l'aéro-

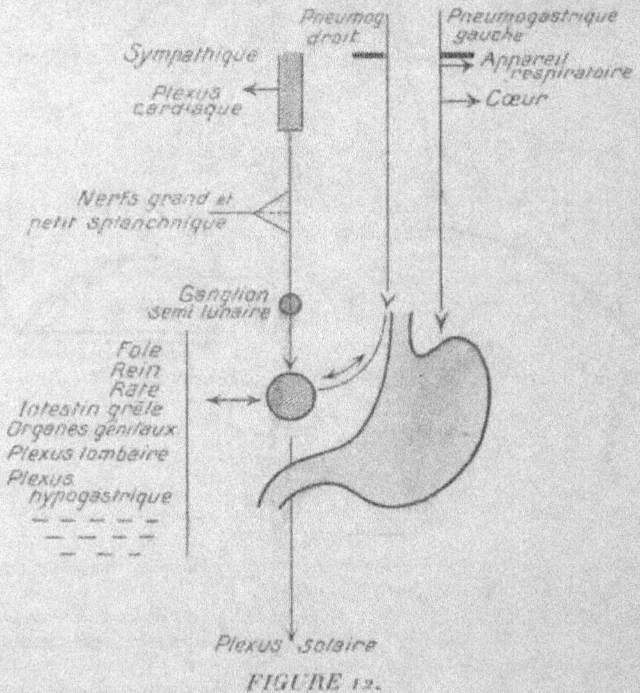

FIGURE 12.

phagie de défense permettent d'expliquer un certain nombre de symptômes dyspeptiques.

La compression douloureuse de la région du plexus solaire est classique.

L'hyperesthésie profonde du point épigastrique peut avoir des valeurs les plus différentes ; elle peut aller du simple étouffement, de la pesanteur stomacale classique jusqu'à la douleur violente, jusqu'à la syncope dans le cas de choc brutal (knock-out des boxeurs par direct au creux épigastrique).

De plus la douleur peut être ressentie non seulement localement, mais elle peut suivre les nombreux filets du vague et du sympathique qui constituent le plexus solaire (voir schéma 12).

On voit par suite les réactions viscérales que peut engendrer cette compression et cela toujours sans tenir aucun compte des phénomènes d'auto-intoxication, de mauvaise élaboration digestive...

Ces symptômes douloureux peuvent schématiquement se résumer ainsi :

DOULEURS DUES À LA COMPRESSION DU PLEXUS MÊME	Gêne épigastrique. Pesanteur. Étouffement. Oppression. Vertiges. Douleurs syncopales.
DOULEURS D'IRRADIATION SOLAIRE	Hoquet. Toux sèche. Dyspnée. Asthme.

D'ailleurs la plupart de ces symptômes ressentis au cours d'une digestion, peuvent s'exagérer par toute compression épigastrique, qu'il s'agisse des symptômes locaux ou des symptômes à distance tels que dyspnée ou hoquet.

Par contre, il ne faut pas tout mettre sur le compte de la dyspepsie. C'est ainsi qu'on voit souvent décrire comme complication de cette affection stomacale, des accidents tétaniques, migraineux...

Or les accidents tétaniques n'accompagnent réellement que les stases liées à des rétrécissements organiques du pylore.

De même il faut considérer les symptômes migraineux bien plus comme des accidents anaphylactiques.

SYMPTOMES DUS A LA SÉCRETION PROLONGÉE

Nous avons dit, et nous n'hésitons pas à le répéter, que la sécrétion prolongée est une forme de défense de la muqueuse que nous pouvons rencontrer dans toute mauvaise évacuation gastrique ou dans toute solution de continuité de la muqueuse.

Cette sécrétion prolongée que nous trouvons expérimentalement dans plus de 40 0/0 des dyspepsies dites *sine materia*, engendre la deuxième catégorie de symptômes qu'on peut rencontrer dans tout Etat Dyspeptique et ce sont ces symptômes que nous allons exposer.

On peut également les diviser en deux catégories :

Des symptômes stomacaux ;

Des symptômes à distance.

Symptômes stomacaux.

*Localement la sécrétion prolongée crée la douleur
tardive.*

Cette douleur tardive n'apparaît pas au moment où
le contenu gastrique possède le maximum d'acidité
(milieu de la digestion) mais *en fin de digestion*; elle

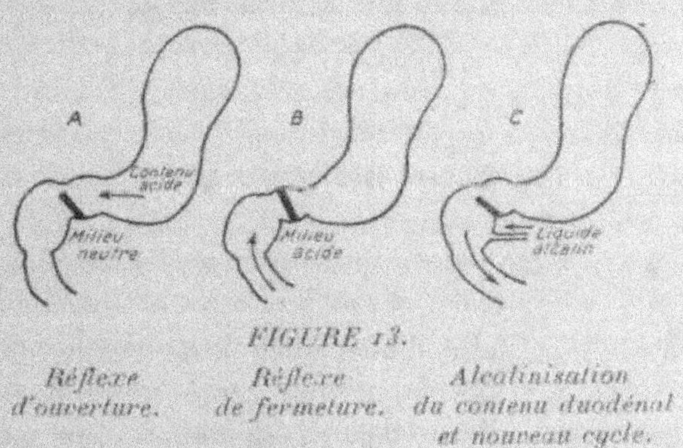

FIGURE 13.

*Réflexe
d'ouverture.*   *Réflexe
de fermeture.*   *Alcalinisation
du contenu duodénal
et nouveau cycle.*

est sous la dépendance du spasme du pylore et pour la
comprendre, il faut rappeler *la loi physiologique du
contrôle acide du pylore* qui découle des expériences de
Pawlow et de Cannon et qui peut se résumer à la formule suivante de Bayliss et de Starling :

*Toute paroi du tube digestif est le siège d'un réflexe
local, en vertu duquel une excitation en un point donné
détermine au-dessus une contraction du muscle et au-
dessous un relâchement.*

Cette loi appliquée au fonctionnement du pylore peut
être ainsi comprise :

Soit le pylore figuré schématiquement par un clapet mobile (fig. 13). L'excitation stomacale qui en l'espèce est produite par l'acidité du contenu, s'exerce dans le sens de la flèche et détermine un relâchement du pylore situé au-dessous d'elle (*réflexe gastrique d'ouverture*).

Arrivé dans le duodénum, le contenu acide agit en sens inverse et amène une contraction du muscle situé au-dessus (*réflexe duodénal de fermeture*).

A ce moment arrive dans la cavité duodénale la sécrétion alcaline pancréationo-biliaire qui neutralise l'acidité du contenu, et fait cesser le réflexe de fermeture.

De nouveau le pylore s'ouvre, et une seconde éclusée gastrique se produit...

Tel est le principe d'ouverture et de fermeture normal du pylore. Mais pour que ces éclusées se fassent régulièrement, d'une façon rythmée, il faut que les sécrétions de l'estomac et du duodénum soient physiologiquement réglées l'une par l'autre.

Toute perturbation de l'une amène une perturbation de l'autre et elle peut se produire dans un des cas suivants :

Arrivée dans la cavité duodénale :

1° D'un contenu gastrique *trop acide* et ne présentant pas en fin de digestion stomacale une *consistance*, une *concentration moléculaire assez élevée* pour déclancher dans sa traversée pylorique la sécrétion biliaire nécessaire à sa neutralisation ;

2° D'une bile insuffisamment alcaline ;

a) Qualitativement (nous l'avons rencontré dans certains états lithiasiques).

b) Quantitativement : la sécrétion prolongée peut en effet déterminer une hypersécrétion biliaire momentanée, mais à la phase classique de compensation, succède fatalement une fatigue de la cellule hépatique.

Ces causes, et nous les trouvons dans presque toutes les affections gastro-duodéno-hépatiques, bouleversent le contrôle acide du pylore et déterminent le spasme douloureux et tardif du pylore qui peut aller du simple malaise tardif jusqu'à la forme douloureuse, jusqu'à la crampe aiguë avec pyrosis, vomissements de défense...

Mais dans tous les cas, cette douleur présente cette caractéristique constante d'être calmée :

1° Par un alcalin qui *sature l'acidité gastrique* et supplée à l'insuffisance de neutralisation biliaire.

2° Par un aliment *sans action sur l'acide chlorhydrique* (fécule, saccharose) qui modifie la concentration du contenu gastrique et lui permet de provoquer de ce fait, une sécrétion biliaire réflexe nécessaire à la saturation du contenu duodénal acide.

Dans les deux cas, le spasme douloureux du pylore cesse.

Symptômes à distance.

Les troubles de sécrétion prolongée ont surtout un retentissement sur l'intestin.

On a beaucoup discuté et écrit sur les troubles diarrhéiques des hyperchlorhydriques.

Les faits classiques montrent nettement qu'au cours de ces dyspepsies avec sécrétion prolongée on rencontre indistinctement des *diarrhées ou des constipations*.

On peut d'ailleurs facilement les expliquer par les considérations physiologiques suivantes, toujours régies par la *loi du contrôle acide du pylore*.

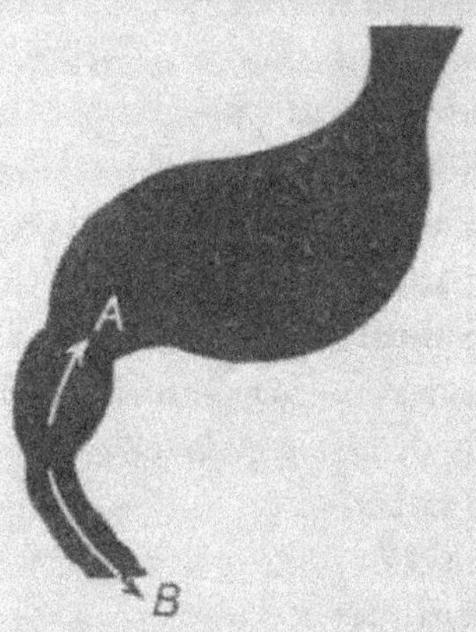

Deux cas peuvent se produire :

1° Un contenu gastrique trop acide arrivant dans le duodénum provoque une contraction, une fermeture de défense du pylore.

D'où lenteur d'évacuation gastrique et du côté intestinal *constipation spasmodique*.

2° Dans une hyperacidité *extrêmement* grande du contenu gastrique, l'intestin *se défend* en diluant ce chyme trop acide qui a forcé la porte pylorique et en l'expulsant le plus rapidement possible : d'*où diarrhée*.

FIGURE 14. — A. *Contenu duodénal acide ferme le pylore* (flèche A) (constipation). B. *Extrêmement acide est expulsé suivant flèche B* (diarrhée).

C'est encore ce qui se produit quand des modifications qualitatives de la bile, comme dans certaines lithiases, perturbent l'alcalinisation du contenu duodénal et détruisent de ce fait le rythme physiologique du transit pylorique.

D'où la production des *diarrhées prandiales*, classiquement décrites dans ces lithiases. Notons toutefois cliniquement que ces diarrhées prandiales hépatiques se produisent immédiatement après les repas, alors que les diarrhées des hyperchlorhydriques sont tardives, comme les douleurs dues à la sécrétion prolongée et apparaissent le plus fréquemment dans la deuxième moitié de la nuit.

En un mot, on peut dire avec Surmont et Lerat, que dans tous ces troubles de sécrétion gastrique ou hépatique, l'intestin se défend comme il peut contre l'introduction d'un élément anormal dans sa cavité duodénale, soit en espaçant les éclusées pyloriques, *d'où constipation*, soit en les exagérant, *d'où diarrhée*.

ÉTAT DOULOUREUX DYSPEPTIQUE

L'État dyspeptique, pour reprendre la définition de Lasègue, peut être l'intégrale douloureuse de tous ces symptômes.

Ce qui, à notre avis, caractérise, embrouille la symptomatologie de l'État Dyspeptique est justement cette double défense mécanique et secrétoire de l'estomac qui en est la base.

Elle engendre, avons-nous dit, deux types nets de symptômes douloureux : les uns dus à *l'aérophagie*, les seconds sous la dépendance de la *sécrétion prolongée*.

Or ces douleurs peuvent se produire séparément ou

simultanément, selon le ou les moyens de défense dont le patient dispose.

Et chez le même individu on peut même voir intervenir l'un ou l'autre, l'un et l'autre de ces procédés de défense suivant le stade de son évolution dyspeptique.

Au début de l'affection, alors que la muqueuse est normale, c'est la sécrétion prolongée et son cortège de symptômes douloureux qui entre en jeu.

A un stade plus avancé, la muqueuse se fatigue, la sécrétion faiblit et l'aérophagie de défense intervient.

Selon que l'un ou l'autre des moyens de défense apparaît, la symptomatologie douloureuse se modifie. Et de plus si on y ajoute l'hyperesthésie nerveuse qui, chez beaucoup de ces malades, amplifie, déforme tous ces symptômes, on comprend la diversité de la symptomatologie dyspeptique.

Toutefois, dans l'examen de ces malades, si on ne perd pas de vue le double processus de défense stomacale que nous signalons, on peut toujours comprendre, dissocier et interpréter tout phénomène douloureux dyspeptique.

Et nous verrons plus loin combien cette interprétation est nécessaire pour appliquer à l'état dyspeptique une unité de directive thérapeutique.

IV

DE L'ÉTAT DYSPEPTIQUE

*Non entité morbide mais syndrome de défense commun
aux affections gastro-duodéno-hépatiques.
Par suite : nécessité d'examens objectifs pour établir
un diagnostic étiologique.*

———————

L'Etat dyspeptique qui est la base de ce travail, se caractérise donc par une symptomatologie de défense pouvant se reconnaître à ces deux caractères :

Distension et compression douloureuse stomacale (Conséquence de l'aérophagie).

Spasme douloureux et tardif pylorique (Conséquence du bouleversement du contrôle acide du pylore.

Or, ces deux symptômes avec des degrés, des acuités très différentes se retrouvent dans la plupart des affections de la région gastro-duodéno-hépatique, et étiquetées classiquement :

Dyspepsie dite sine materia.

Gastrites.

Lésions ulcéreuses du corps de l'estomac.

Lithiase biliaire, vésiculaire.

Ulcère duodénal.

C'est qu'en effet cette parenté symptomatique a une origine commune : le bouleversement apporté à la loi physiologique du contrôle acide du pylore qui régit la pathologie douloureuse gastro-duodéno-hépatique.

Seul varie pour chaque cas pathologique le procédé qui engendre ce bouleversement en perturbant les sécrétions gastriques ou duodénales, en prolongeant les premières, en diminuant les secondes.

A. La sécrétion gastrique engendrée par contact du chyme avec la muqueuse stomacale, avons-nous vu, *peut être prolongée* :

1° Dans les affections à type insuffisance musculaire par temps de contact trop prolongé (hypercontact quantitatif) ;

2° Dans les affections à type ulcéreux quelle qu'en soit la nature, par hyperesthésie de la muqueuse (hypercontact qualitatif).

B. La sécrétion duodénale peut être diminuée dans toutes les affections pancréatino-biliaires qui entraînent une insuffisance du pouvoir neutralisant des liquides duodénaux soit quantitativement soit qualitativement.

Les *douleurs engendrées ne sont donc pas une entité morbide*. Elles n'ont aucune spécificité nosologique. *Elles sont une simple manifestation de défense*, exactement comme la toux dans les affections des voies respiratoires. Et, chose importante, ces manifestations dyspeptiques ne sont souvent que les seuls symptômes

apparents des lésions organiques, les signes véritable-
ment pathognomoniques ne se manifestant que tardive-
ment ou par périodes.

D'où difficultés de diagnostic de toute affection inté-
ressant plus spécialement le carrefour sous-hépatique.

D'où également nécessité d'examiner tout malade
présentant un État dyspeptique, *comme pouvant dissi-
muler une lésion organique.*

.·.

Fréquemment, en effet, nous voyons le médecin,
immobilisé par la tare nerveuse qu'on peut déceler
dans tout État dyspeptique, blasé sur cette catégorie de
névropathes, procéder pour la forme à un palper abdominal, sans aucune conviction. Non seulement on voit
ces médecins ne pas pousser plus loin leurs investiga-
tions gastro-intestinales (examens de liquides gastriques, matières fécales, radioscopie...), mais on rencontre parmi eux, des hommes très convaincus soutenant
cette thèse que ces recherches sont non seulement inu-
tiles, mais encore nuisibles au malade. Ces examens,
disent-ils, font prendre au nerveux son état au sérieux
et ne peuvent qu'exagérer son état douloureux et fixer
sa phobie pathologique.

Le conseil de limiter l'examen au seul interrogatoire,
de tenir compte exclusivement des signes subjectifs en
méprisant les signes physiques, peut conduire à une
erreur de diagnostic. Et d'ailleurs, si l'hétérosuggestion
peut être créée par le médecin, pourquoi est-elle plus

déterminée par une recherche de signes physiques que par une recherche de signes subjectifs?

Nous reconnaissons nous-même qu'un très grand nombre de malades se plaignant de troubles digestifs n'ont pas de lésions organiques classées, mais en pathologie gastrique plus qu'ailleurs, il faut se rappeler que toute manifestation nerveuse peut avoir son sosie dans une tare organique.

V

EXISTE-T-IL UNE DYSPEPSIE
SINE MATERIA ?

La dyspepsie *sine materia*, d'après les classiques, englobe un grand nombre de malades que les *dyspepsies hyper ou hypochlorhydriques* divisent pour la majorité de ces auteurs en deux camps bien distincts. Or, on est étonné avec les moyens d'investigation que nous possédons, avec les procédés de recherche chimique, radiographique... que nous avons actuellement, de voir subsister cette affirmation de *dyspepsie sans substratum anatomique*.

Nous avons recueilli depuis plus de vingt ans et examiné objectivement environ 4.000 malades qu'on pouvait ranger sous cette étiquette classique de : *dyspepsie sine materia*. Cette étude est reprise aux chapitres VII et VIII.

Nous pouvons par anticipation en tirer ces conclusions qui excluent pour nous *toute possibilité de dyspepsie sine materia*.

Chez tous ces malades nous avons trouvé :

1° Soit une insuffisance musculaire stomacale, cliniquement ou radiographiquement apparente, plus ou moins liée à une asthénie générale. Cette insuffisance musculaire entraine *toujours un retard dans l'évacuation gastrique.*

2° Soit une lésion de la muqueuse constatable seulement chimiquement. Cette lésion peut aller de l'infime solution de continuité qu'on rencontre avec toute muqueuse congestionnée après un simple écart de régime, jusqu'à l'ulcération anatomiquement constituée. Ces lésions quelle qu'en soit leur étendue déterminent toujours une *hyperesthésie de la muqueuse.*

Ces deux catégories de malades, comme nous l'avons vu précédemment, peuvent engendrer une sécrétion prolongée :

Les affections à type insuffisance musculaire par hypercontact quantitatif ;

Les affections à type solution de continuité par hypercontact qualitatif.

Et seule, et non pas l'hyperchlorhydrie, *cette sécrétion anormalement prolongée* crée la douleur parce qu'elle bouleverse la loi du contrôle acide du pylore, par le processus suivant que nous ne craignons pas de répéter car il est *notre fil d'Ariane dans le dédale dyspeptique.*

En fin de digestion, alors que le chyme tend vers une concentration peu élevée provoquant par suite physiologiquement dans sa traversée pylorique, un appel biliaire peu important, cette acidité prolongée ne trouve plus dans le duodénum les éléments biliaires propres à sa neutralisation.

D'où spasme pylorique... et toute la symptomatologie douloureuse de l'Etat dyspeptique.

Et comme conclusion pratique de cet exposé nous disons :

En présence d'un Etat dyspeptique qui fait volontiers ranger le malade avec le minimum d'efforts, sous l'étiquette de dyspepsie *sine materia*, nous devons :

1° Ecarter toute étiquette d'hyper ou d'hypochlorhydrie sans aucune *valeur pathogénique pour expliquer la douleur* qui, selon la définition de Lasègue, est la caractéristique de l'Etat dyspeptique ;

2° Rechercher objectivement ce qui est la base de cette manifestation douloureuse.

Et cela dans le but d'en déduire une directive thérapeutique rationnelle.

VI

ÉTAT DYSPEPTIQUE
ET INSUFFISANCES MUSCULAIRES STOMACALES

*Rôle du système nerveux.
Dyspepsies dites secondaires.*

Les insuffisances musculaires stomacales sont décrites dans les ouvrages classiques sous des rubriques diverses qu'on désigne sous les noms de dilatation, d'atonie, de ptose, de dislocation stomacale...

Il est possible qu'on puisse anatomiquement définir ainsi ces diverses lésions musculaires, mais au point de vue qui nous intéresse elles entraînent toutes un retard dans l'évacuation gastrique.

Et comme nous l'avons vu au chapitre II, qui dit *mauvaise évacuation dit sécrétion prolongée ou aérophagie entraînant le syndrome dyspeptique.*

Mais c'est dans ces infériorités musculaires stomacales liées presque toujours à une asthénie générale,

qu'on rencontre le plus fréquemment *l'état névropathique.*

ÉTAT NÉVROPATHIQUE

Il est, en effet, évident que chez la plupart des malades souffrant de cette forme de troubles dyspeptiques, on trouve des individus se plaignant parallèle-
ment de lassitude physique, d'affaiblissement moral,
d'insomnie...

Ce sont avant tout des malades dont le système nerveux est atteint d'éréthisme chronique, et qui vident
leurs accumulateurs nerveux à tout bout de champ.
C'est la grande classe des hyposthéniques, des petits
psychopathes, des hypocondres en herbe.

Tout clinicien devra donc déceler la part d'origine
idéogène, émotive, qui déforme, exagère les symptômes
douloureux.

Il sera alors en droit de faire œuvre de pédagogue
psychique afin de rééduquer par la persuasion et la
raison, la volonté de son patient.

INSUFFISANCE MUSCULAIRE

Insuffisance musculaire générale.

Elle peut être congénitale ou acquise.

Congénitale, on la rencontre chez les gens qui présentent un thorax étroit, avec taille de guêpe, abdomen court.

Acquise, on la trouve chez tout sujet qui perd du poids pour une raison quelconque.

L'amaigrissement en est donc la pierre de touche ;

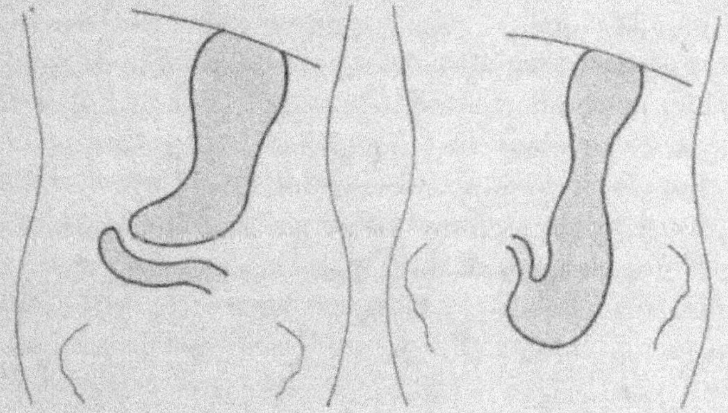

FIGURE 15. — *Estomac d'obèse.*   *Estomac d'amaigri.*

c'est pourquoi on peut rencontrer des troubles dyspeptiques chez tout sujet ayant du surmenage physique, intellectuel, à la suite de toute affection, de toute intervention, d'accouchement...

Insuffisance musculaire stomacale.

Cette localisation à l'estomac lui-même, se produit quand l'estomac a été surmené, malmené *par toutes les fautes de diététique* qu'apporte la civilisation moderne.

De toutes ces causes, nous citerons celle que nous rencontrons le plus souvent : *L'insuffisance de saliva-*

tion et qui entraîne un retard dans l'évacuation gastrique et consécutivement une dyspepsie qu'on pourrait volontiers appeler : *dyspepsie salivaire*.

La digestion des amidons, c'est-à-dire de la presque totalité des végétaux, se fait en effet sous l'influence de la sécrétion salivaire. Or, contrairement à ce que tout le monde suppose, cette insuffisance de transformation se rencontre surtout chez les personnes ayant de bonnes dents, mastiquant vite et de ce fait laissant le bol alimentaire pendant un temps insuffisant en contact avec la muqueuse buccale. Si on joint à cela les nécessités professionnelles ou mondaines qui nous incitent à manger vite, on peut affirmer que c'est une des causes les plus fréquentes de surmenage stomacal, de l'insuffisance musculaire et des troubles dyspeptiques consécutifs.

ÉTAT DYSPEPTIQUE LIÉ A UNE AFFECTION EN DEHORS DU TUBE DIGESTIF

On a l'habitude dans les traités classiques, de décrire des dyspepsies consécutives aux maladies infectieuses, discrasiques ou viscérales. Pour expliquer leur mécanisme, on invoque le rôle des centres nerveux, des réflexes solaires à court ou à long circuit, des troubles d'élaboration digestive, des phénomènes d'auto-intoxication...

C'est beaucoup compliquer cette étude.

Si on passe en revue les principales dyspepsies dites secondaires, on voit que les affections qui les engendrent peuvent agir sur l'estomac par un des deux modes que nous avons envisagés : insuffisance musculaire liée ou non à une insuffisance musculaire généralisée ou stomacale.

Prenons quelques exemples :

La dyspepsie des tuberculeux, au début est le plus souvent due à la surcharge alimentaire longtemps considérée comme un axiome thérapeutique.

A une période plus avancée la dénutrition entraîne l'amaigrissement et consécutivement l'affaiblissement de la musculature stomacale lié à l'insuffisance musculaire générale.

La dyspepsie du syphilitique n'est-elle pas souvent d'origine médicamenteuse (pilules, préparations mercurielles...).

Les troubles dyspeptiques d'observation banale chez toute une série d'individus comme les goutteux, les obèses, les diabétiques... n'est-elle pas la conséquence d'abus alimentaires chez ces malades qui sont presque toujours de gros mangeurs.

Tous ces dyspeptiques rentrent donc nettement dans le cas de troubles dyspeptiques par insuffisance musculaire, décrits dans ce chapitre.

VII

DE L'ÉTAT DYSPEPTIQUE

ET INSUFFISANCES MUSCULAIRES (*Suite*)
DE LA NÉCESSITÉ D'EXAMENS OBJECTIFS

Examen radiologique. — Examen le matin à jeun. —
Examen clinique de la sécrétion.

Nous avons dit que ce type d'État dyspeptique englobe
un grand nombre des cas étudiés classiquement dans la
dyspepsie dite *sine materia*. Nous avons ajouté que c'est
dans cette forme douloureuse qu'on trouve le plus souvent des troubles névropathiques qui déforment ou
amplifient toute la symptomatologie douloureuse. C'est
dire que là plus qu'ailleurs le médecin doit faire œuvre
de clinicien général et de clinicien averti. Il fera nettement la part de ce qui revient à la pathologie nerveuse
ou à la pathologie gastrique. Ne prendrait-on comme
exemple que les troubles de réflectivité qui peuvent
orienter le diagnostic gastrique vers une toute autre
voie (tabes fruste).

C'est ici qu'il devra s'entourer d'examens objectifs
pour éliminer les lésions nettement définies, ou pour

nous renseigner ensuite sur la valeur fonctionnelle de l'estomac, nous apportant ainsi un double élément de diagnostic et de pronostic.

Voici les examens objectifs que notre pratique courante nous incite à conserver actuellement :

L'examen radioscopique.

L'examen le matin à jeun.

La mesure clinique de la sécrétion.

EXAMEN RADIOSCOPIQUE

Soit un estomac sain ; faisons prendre au sujet 50 centimètres cubes d'un repas opaque, on voit sous l'écran l'estomac se remplir presque entièrement selon la figure 16 (A) le niveau du liquide ingéré étant limité par la ligne AB. Donnons par 50 centimètres cubes des prises successives de ce repas opaque. On obtient des lignes sous l'écran telles que la figure 16 (B). L'estomac s'élargit, se moule sur le contenu de plus en plus abondant du liquide, mais la distance MN reste constante.

Tel est le mode de remplissage d'un estomac à musculature normale.

Soit au contraire un estomac à évacuation compromise, à musculature insuffisante.

Dès les 50 premiers centimètres cubes de repas opaque ingéré, nous avons une image telle que la figure 16 (C), le liquide s'amasse à la partie déclive de la cavité stomacale.

Puis si comme précédemment, nous donnons des prises successives de 50 centimètres cubes de repas opaque, nous voyons le niveau s'élever à chaque prise. La distance MN croît progressivement au fur et à

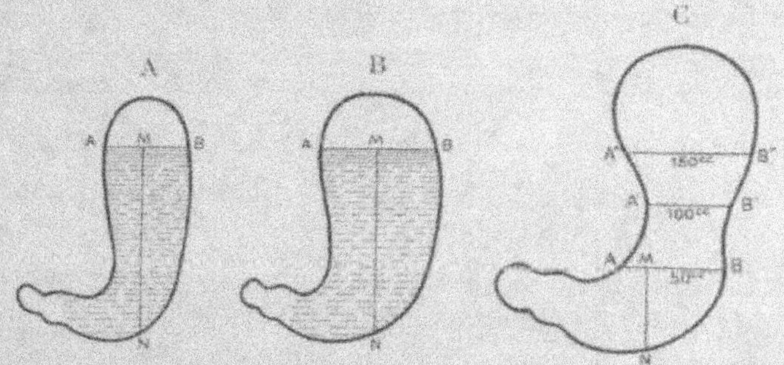

FIGURE 16. — Repas opaque dans un estomac à musculature normale ou insuffisante.

mesure que la quantité du liquide ingéré augmente. L'estomac se remplit comme un récipient inerte, comme un vase en verre dans lequel on verserait du liquide.

Ce mode de remplissage par niveaux successifs est de plus en plus apparent au fur et à mesure que le défaut d'évacuation stomacale augmente. On peut, de ce fait, radioscopiquement, suivre l'évolution d'une musculature stomacale et par suite d'un État Dyspeptique, et cet examen donne au médecin un moyen précieux d'évaluation musculaire et par suite de pronostic.

EXAMEN LE MATIN A JEUN

L'examen de l'estomac le matin à jeun est, à notre avis, *d'un intérêt capital*, tant au point de vue diagnostic qu'au point de vue pronostic de la dyspepsie musculaire.

Au point de vue diagnostic.

1° Il permet d'éliminer tout rétrécissement du pylore quelle qu'en soit la nature.

Si en effet, le matin à jeun, après douze heures de jeûne, un liquide résiduel contient des débris d'aliments, si même ce liquide est simplement louche, on doit le considérer comme suspect et mettre ce malade en observation comme susceptible de présenter une lésion pylorique.

2° Il permet également de suspecter toute ulcération prépylorique.

Si en effet le liquide résiduel ne contient pas d'aliments, mais atteint un chiffre assez élevé (au-dessus de 100 centimètres cubes par exemple), si ce liquide est très acide, songer à une ulcération prépylorique et diriger ses examens ultérieurs dans ce sens.

Au point de vue pronostic.

Enfin l'examen du liquide résiduel quantitatif et qualitatif (se rappeler que dans 41 0/0 des cas de dyspepsie sans lésion vraie, nous trouvons de l'acide chlorhydrique le matin à jeun) permet de se rendre compte de la valeur de la muqueuse et de la musculature stomacale et reste pour nous un précieux renseignement pour le pronostic d'un Etat dyspeptique.

Afin de pouvoir se rendre compte de cette sécrétion du matin, *quantitativement* et *qualitativement* nous employons le procédé suivant :

EXTRACTION DU CONTENU GASTRIQUE LE MATIN A JEUN. — Ce liquide se présentant sous un petit volume, peut-on facilement l'extraire par le cathétérisme ?

Oui, si on ne tombe pas dans l'erreur qui fait pratiquer classiquement le cathétérisme stomacal sur le sujet en position assise.

Dans cette position, en effet, la petite branche du siphon formée par le tube caoutchouté, étant verticale, ne peut s'amorcer que grâce à de fortes contractions stomacales ou à l'emploi de pompes aspiratrices variées, et l'extraction du liquide résiduel est aussi désagréable pour le patient qu'imparfaite pour l'opérateur.

Voici comment nous procédons :

L'extraction de tout contenu gastrique se fait horizontalement, le malade étant couché sur une table en position ventrale.

Dans le premier temps (fig. 17), le malade étant étendu appuyé sur les deux coudes, le buste relevé, la tête penchée, le cathétérisme est pratiqué sans plus de difficulté qu'en position assise.

Dans le second temps (fig. 18), dès que le tube arrive dans l'estomac, on fait étendre complètement le malade sur la table, les bras en croix. Dans cette position la petite branche du siphon devient horizontale, s'amorce

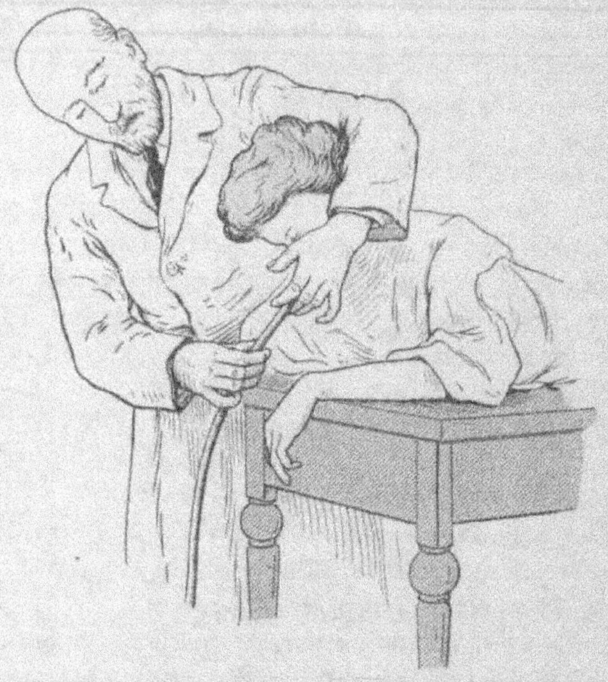

FIGURE 17.

spontanément et le liquide s'écoule de suite dans le verre.

De plus, la compression de la région épigastrique par la table, qu'on peut même exagérer par une légère pression de la main sur la région dorsale ou par un coussinet sous la région épigastrique, permet d'extraire de l'estomac la totalité de son contenu.

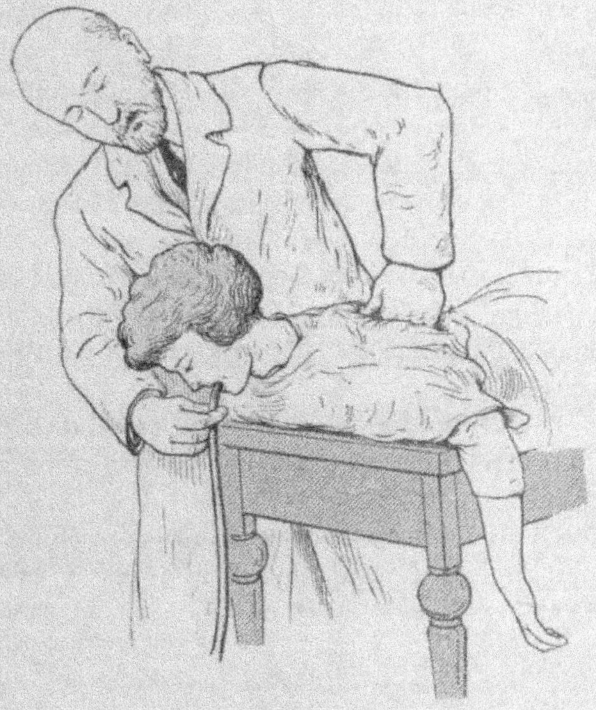

FIGURE 18.

Évaluation quantitative des résidus de la digestion. — En opérant ainsi avec un peu d'habitude, on peut vider presque complètement un estomac, sans effort pour le patient.

Toutefois, il est impossible d'affirmer qu'on a évacué l'estomac entièrement, *à sec*.

Pour s'en rendre compte et pour mesurer le volume contenu dans l'estomac, on ne peut songer à employer le procédé de dilution de l'acidité de Mathieu Rémond, les résidus stomacaux ayant une acidité qui tend souvent vers zéro.

Par suite, pour apprécier ce volume, nous employons le procédé indirect suivant :

Avant le cathétérisme, nous faisons boire au malade une solution contenant **2** grammes de glucose dans **200** centimètres cubes d'eau distillée.

De suite le cathétérisme est pratiqué horizontalement. Le mélange extrait permet facilement d'évaluer le volume du liquide précédemment contenu dans l'estomac.

En effet, le liquide résiduel dilue la solution titrée de glucose, et cela d'autant plus que son volume est plus considérable.

Il suffit au chimiste de doser à la liqueur de Fehling la solution introduite dans l'estomac et la solution retirée et d'appliquer la formule :

$$x = \frac{200\,(V - v)}{v}$$

dans laquelle V et v indiquent les volumes employés pour décolorer une même quantité de liqueur de Fehling.

v s'applique à la liqueur titrée introduite ;

V s'applique à la solution extraite de l'estomac.

RECHERCHE DE L'ACTIVITÉ SÉCRÉTOIRE
DE LA MUQUEUSE STOMACALE

On peut compléter ces examens par l'étude de la sécrétion stomacale. Nous considérons néanmoins ces renseignements comme secondaires, la sécrétion étant fonction de l'individu et non de son état pathologique. Tout le monde sait qu'on peut avoir une sécrétion nulle ou considérable et ne jamais souffrir de l'estomac.

D'ailleurs, l'étude de sécrétion stomacale après repas d'épreuve présente maints inconvénients ;

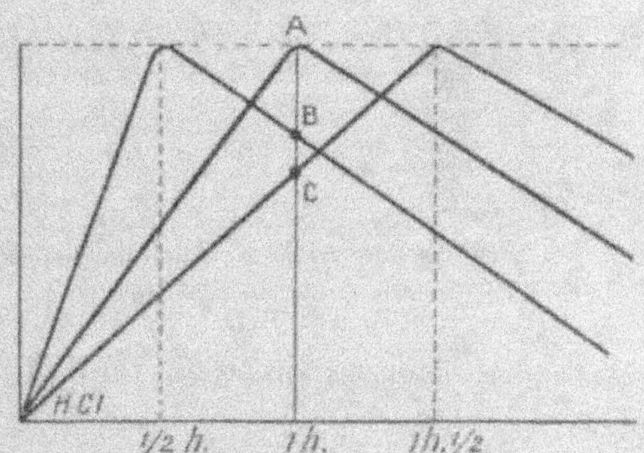

FIGURE 15. — 3 courbes avec même sécrétion maxima et 3 résultats différents (A, B, C, au bout d'une heure).

Pour le malade, elle exige l'introduction pénible de la sonde gastrique ; pour le médecin non exercé, elle nécessite une extraction difficile et souvent impossible du liquide de l'estomac, se compliquant d'une analyse chimique ; enfin, même pour le médecin spécialisé, elle donne seulement un renseignement *sur l'état de la sécrétion au moment du tubage*, le laissant ignorer ce qu'est cette sécrétion avant ou après la prise d'essai. La figure 19 montre trois courbes de sécrétion atteignant toutes trois un même maximum, l'une au bout d'une demi-heure, la seconde au bout d'une heure, la troisième au bout d'une heure et demie, d'où erreur

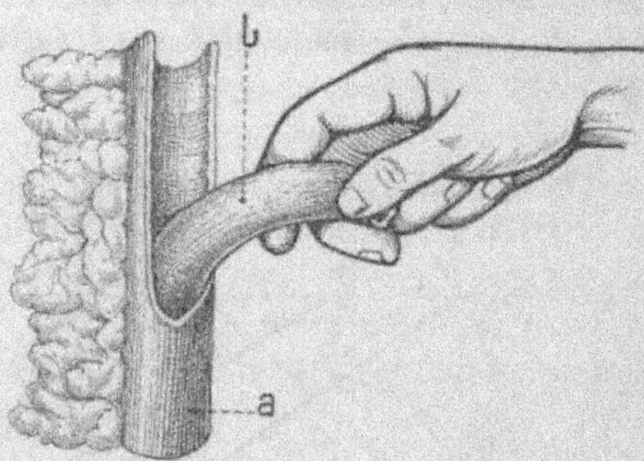

FIGURE 20. — *Intestin de mouton d'où on retire cordes de catgut (a) et de filandre (b).*

d'interprétation si on tube ces trois malades au bout d'une heure.

Nous remplaçons cet examen par un procédé basé sur le principe suivant :

Avec l'intestin grêle du mouton on fabrique soit des cordes de catgut ou de filandre.

La première répond à la tunique cellulaire sous-muqueuse.

La corde à filandre est formée de fibres musculaires longitudinales et circulaires.

Ces deux cordes se dissolvent dans le suc gastrique et cela d'autant plus rapidement que ce suc gastrique est plus actif.

On peut donc indistinctement employer, pour notre expérience, soit la corde à filandre, soit la corde à catgut.

La première est d'une homogénéité plus grande, mais la deuxième est d'un emploi commercial plus répandu et par suite c'est *elle que nous retenons dans la description suivante.*

Préparation d'une perle au catgut.

Pour cette préparation nous découpons une rondelle de 3 centimètres de diamètre environ dans une feuille mince de caoutchouc vulcanisé.

Nous plaçons la perle au centre de cette rondelle et, ramenant autour d'elle les bords de la feuille, nous emprisonnons la perle dans cette sorte de sac (fig. 21).

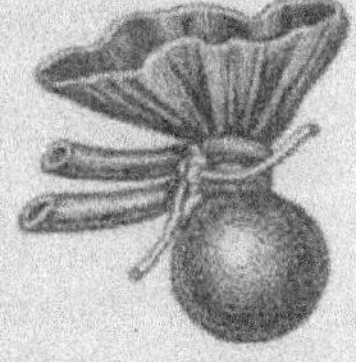

FIGURE 21.

Nous fermons, nous ligaturons le collet de ce sac avec un petit drain élastique de petit calibre, dont nous maintenons les extrémités par une ligature faite avec un fil de catgut 00 (se rompant sous une charge de 2 kilos, la longueur du bras du levier étant de 15 centimètres). Nous laissons volontairement l'excès de tissu caoutchouté qui forme à la perle une sorte de jupe ayant pour but d'augmenter sa surface totale et de lui éviter ainsi une évacuation gastro-duodénale.

Utilisation de la perle.

Donnons à un malade immédiatement après un repas d'épreuve une capsule ainsi préparée. Subissant l'action digestive du contenu gastrique, le fil de catgut cède à un moment donné. L'enveloppe de caoutchouc expulse la perle d'éther qui arrivant au contact du liquide gastrique, se dissout et éclate.

Cet instant précis est indiqué par le malade lui-même, qui a alors une éructation d'éther extrêmement caractéristique.

Le temps écoulé entre la prise de la capsule et l'éructation d'éther indique la durée de dissolution du catgut dans le suc gastrique.

Digestion artificielle.

1° Mettons une capsule dans un liquide n'ayant aucun pouvoir digestif, dans de l'eau par exemple, et maintenons le tout à l'étuve chauffée à 37°. Au bout de plusieurs heures d'étuve, le catgut reste intact et la perle d'éther enfermée dans le sac ne subit aucune altération.

2° Mettons ensuite une capsule dans un suc gastrique filtré qu'on porte également à l'étuve. Au bout d'un temps plus ou moins long, on voit s'ouvrir le sac de caoutchouc et la perle d'éther éclater. Le temps pris par le catgut pour se dissoudre et par la perle pour éclater sera d'autant plus court que le suc gastrique est plus actif. C'est, en effet, ce dont on peut se rendre compte en employant des sucs gastriques à activité différente, activité qui est environ proportionnelle à leur teneur en acidité chlorhydrique.

Si nous voulons résumer les expériences avec les sucs gastriques différents, nous pouvons mettre en regard les chiffres suivants :

Teneur en HCl des sucs gastriques employés	Temps mis par la perle d'éther pour éclater
HCl : 1,20 p. 1000	20 minutes.
: 0,50 —	50 —
: 0,15 —	1 heure 20 minutes.
: 0 —	(non éclatée au bout de plusieurs heures).

Digestion stomacale.

Etudions maintenant la dissolution de la capsule dans l'estomac même. Pour cela, nous faisons prendre à un malade un repas d'Ewald (60 grammes de pain, 250 grammes d'eau) et nous lui donnons la capsule immédiatement après ce repas. Nous notons le temps qui s'écoule entre la prise de la capsule et le moment où le malade accuse une éructation d'éther. A ce moment même, nous extrayons le liquide gastrique, que nous analysons, et nous mettons en parallèle le chiffre d'acidité chlorhydrique trouvé et le temps noté de l'éructation.

Les chiffres recueillis nous ont permis de constater que les résultats ainsi trouvés dans la digestion stomacale se rapprochent peu souvent de ceux fournis plus haut dans la digestion à l'étuve, et cela est logique.

En effet le tubage ne nous donne l'état de la sécrétion qu'au moment même de la prise d'essai : or, après un repas, cette sécrétion varie à tout instant : très active au bout d'une demi-heure, elle peut être nulle au bout d'une heure, au moment même du tubage ; d'où une grossière erreur d'interprétation.

Au contraire, avec la capsule, le clinicien est renseigné sur l'activité réelle de la digestion pendant tout le séjour de la capsule dans l'estomac.

Un autre avantage de la capsule est de permettre l'étude de la sécrétion gastrique après n'importe quel repas. Toutefois, à titre d'exemple, nous donnons les temps de dissolution d'une capsule prise immédiatement après un repas d'Ewald ; ces temps, déduits d'un grand nombre d'observations, peuvent se résumer ainsi :

Éructation d'éther a lieu :	Diagnostic de la sécrétion
Avant 1 heure 1/4	Hypersécrétion.
Vers 1 heure 1/2	Sécrétion normale.
Après 1 heure 3/4	Hyposécrétion.
Pas d'éructation.	Achlorhydrie.

En résumé, la capsule nous paraît présenter les avantages suivants :

Grande facilité pour le malade de prendre ces capsules, lui permettant de répéter ces expériences selon les nécessités de l'examen gastrique.

Possibilité pour le médecin de connaître l'activité de

la sécrétion pendant la période digestive, avec tel ou tel repas d'épreuve qu'on voudra. Obtention immédiate de ce renseignement sans tubage ni manipulation chimique consécutive.

Résultats donnant une appréciation plus exacte, *plus physiologique*, sur la valeur digestive qu'un simple examen chimique.

VIII

DE L'ÉTAT DYSPEPTIQUE
ET ULCÉRATIONS DE L'ESTOMAC

De la recherche du sang digéré. De l'importance des ulcérations non cliniquement décelables.

Toute ulcération stomacale, quelle qu'en soit la nature, quel qu'en soit le siège, quelle qu'en soit la dimension, est susceptible par irritation des terminaisons nerveuses, de modifier, de prolonger la sécrétion gastrique, de produire une perturbation dans le contrôle acide du pylore *et de créer ainsi l'État dyspeptique.*

C'est d'ailleurs dans les ulcérations gastriques que nous trouvons cet *État* avec le maximum d'acuité douloureuse, la douleur tardive de l'ulcus gastrique étant classique.

Mais de même que dans tout État dyspeptique la douleur peut aller du simple malaise à la douleur vraie, de même dans toute ulcération, la douleur peut s'étendre sur toute une gamme...

Où commence d'ailleurs l'ulcération ?

Indépendamment des grosses lésions, cancer, ulcère

classique... il existe des ulcérations de la muqueuse
dont la limite tend vers l'infiniment petit (dans une simple congestion de la muqueuse, par exemple).

Et les résultats de nos recherches nous montreront
combien elles sont nombreuses et quel grand rôle elles
peuvent jouer en pathologie gastrique.

Cliniquement, il est impossible de les déceler, puisque l'Etat dyspeptique qu'elles entraînent s'étend à toute
la pathologie stomacale douloureuse ; d'où nécessité
d'un examen objectif.

RECHERCHE DU SANG DIGÉRÉ

En dehors de l'examen radiologique, dont les renseignements ne sont probants que pour les grandes
lésions ulcéreuses, dans notre pratique courante nous
employons un procédé de recherche qui n'est pas
absolu, mais qui cliniquement nous rend de grands services. Il est basé sur cette considération. *Toute lésion de
la muqueuse, petite ou grande, simple ou compliquant
une affection organique, saigne, a saigné ou saignera.*

La recherche par *voie stomacale* de l'hémorragie
occulte, doit donc nous renseigner.

Toutefois cette *recherche du sang doit être faite dans
des conditions de précision et de sécurité que nous allons
exposer.*

Après un cathétérisme stomacal, la présence de sang
dans le contenu gastrique ne signifie pas fatalement
ulcération gastrique. En effet, par le cathétérisme, une

érosion mécanique peut se produire, une gencive peut saigner... Le *produit recueilli contient du sang frais : de l'hémoglobine.*

Par contre, s'il y a ulcération stomacale, quelle qu'en soit la nature, le sang est toujours digéré. *Le produit recueilli contient du sang digéré : de l'hématine.*

Pour différencier ces deux sangs on se base sur ce fait que l'hémoglobine (sang frais) est soluble dans l'eau et que l'hématine (sang digéré) est insoluble dans l'eau et soluble dans une solution ammoniacale.

Technique.

Soit un sujet soumis au régime classique sans viande. Le matin, ce malade étant à jeun, on pratique un cathétérisme stomacal. Cet examen doit être fait de préférence en position *horizontale* (fig. 17).

On introduit ensuite par la sonde environ un verre

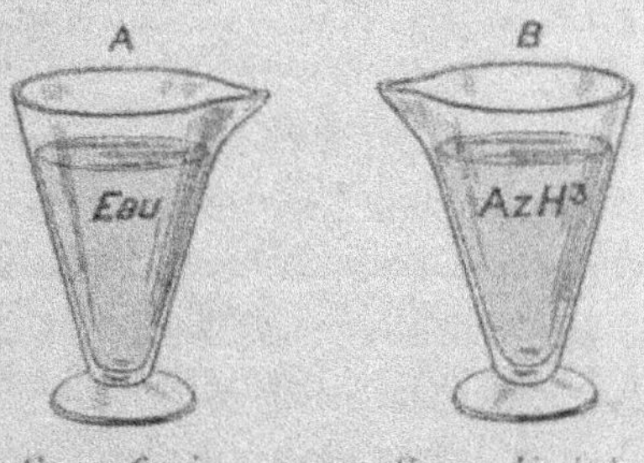

Sang frais.   Sang digéré.
FIGURE 22.

d'eau distillée, qu'on retire et qu'on recueille dans un verre A (*dissolution de sang frais*).

État dyspeptique.   5

Par le même tube, laissé dans l'estomac, on introduit de nouveau un verre d'une solution ammoniacale contenant X gouttes d'ammoniaque officinale dans 200 centimètres cubes d'eau distillée. Cette deuxième solution est retirée et recueillie dans un verre B (dissolution du sang digéré).

On recherche dans les deux verres A et B la présence du sang, et on fait cette recherche comparativement dans les deux solutions par le procédé suivant :

Dans un tube d'essai, on verse une dizaine de gouttes du réactif à la phénolphtaléine de Meyer et une goutte d'eau oxygénée fraîche. Puis on renverse le tube de telle sorte qu'il ne contienne plus que les parties du réactif adhérentes au verre. On ajoute, dans le tube ainsi préparé, un centimètre cube de la solution à examiner et on compte les secondes qui s'écoulent avant l'apparition de la réaction rouge caractéristique de la présence de sang. Si au bout de 15 à 20 secondes, la réaction n'a pas lieu, on considère cliniquement la solution comme ne contenant pas de sang.

Pour étudier comparativement la teneur en sang des solutions contenues dans les verres A et B il suffit de compter le temps qui s'écoule avant l'apparition de la réaction dans les mêmes conditions d'expérience. La solution la plus riche en sang est celle où la réaction apparaît dans un nombre de secondes moindre.

1° Le verre A donne une réaction positive plus rapide que le verre B.

Présence de sang frais . . . . .
Pas de sang digéré . . . } *Pas d'ulcération gastrique.*

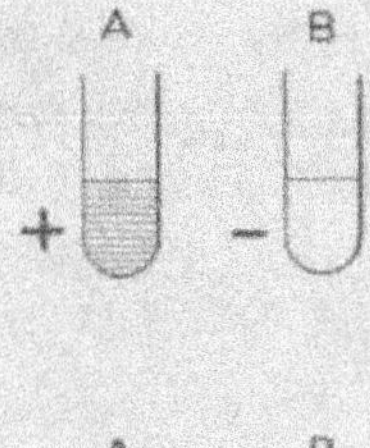

2° Le verre B donne une réaction positive plus rapide que le verre A.

Présence de sang digéré . . . } *Ulcération gastrique.*

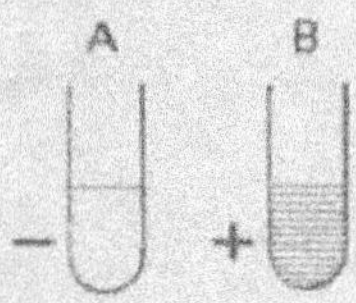

CONCLUSIONS

En résumé, en présence de sang chimiquement trouvé dans le contenu gastrique, en présence de sang trouvé à des examens répétés, le médecin a le devoir d'orienter ses recherches depuis la grande lésion qui relève de la chirurgie jusqu'à la simple érosion médicalement guérissable.

Et ces dernières constatations sont pour nous d'un intérêt capital. Sur plus de 4.000 cas systématiquement examinés nous avons trouvé 18 0/0 de nos malades qui nous ont paru être porteurs de ces petites ulcérations médicales et qui rentraient nettement dans la description clinique des dyspepsies hyperchlorhydriques *sine materia*, des auteurs classiques.

Et par l'étude de ce chapitre et par l'étude du chapitre V nous arrivons à cette conclusion que nous ne craignons pas de répéter :

La dyspepsie douloureuse, la dyspepsie sine materia *des auteurs classiques comporte à sa base soit une insuffisance musculaire stomacale, soit une petite lésion de la muqueuse.*

Seuls des examens objectifs permettent d'en faire un diagnostic étiologique car toutes ces tares se révèlent cliniquement par la même symptomatologie commune que nous avons décrit sous le nom d'*État Dyspeptique*.

IX

ÉTAT DYSPEPTIQUE
ET ULCUS DUODÉNO-PYLORIQUE

Signes objectifs : — 1° Procédé chimique.
2° Radiographie en série.

Si on accepte certaines descriptions classiques, celle donnée par exemple par les Américains, rien n'est plus simple que de déceler cette affection : Tout malade d'estomac, d'après eux, est atteint d'ulcère duodéno-pylorique, quand il présente des douleurs tardives paroxystiques, des faims douloureuses (hunger pain) avec des périodes de calme, plus ou moins longues.

Or, l'expérience montre combien cette description est schématique, l'ulcus duodéno-pylorique pouvant engendrer des douleurs qui vont de la description américaine *jusqu'à l'État douloureux dyspeptique sur lequel nous avons déjà insisté.*

Ici encore ce syndrome dyspeptique ne peut être que la seule manifestation de la lésion duodénale et comme l'ont nettement montré MM. Enriquez et Durand, ce syndrome présente les caractères qu'on peut déceler dans tout *État dyspeptique* quelle qu'en soit la cause.

En effet, l'ulcus duodénal, par l'irritation des filets nerveux mis à nu, peut entraîner des troubles de sensibilité et de sécrétion qui faussent *la loi du contrôle acide du pylore* créant de ce fait le type douloureux tardif qui est à la base de l'État dyspeptique.

Seules la cicatrisation momentanée de l'ulcus peut entraîner des paroxysmes douloureux entrecoupés de longues périodes latentes qui apportent un certain caractère clinique pathognomonique.

En résumé le syndrome dyspeptique pouvant n'être que la seule manifestation de la lésion duodénale, nécessite par suite des examens objectifs. Pour différencier l'ulcus duodéno-pylorique, dans notre pratique courante, nous utilisons de préférence deux procédés : l'un chimique, l'autre radiographique.

PROCÉDÉ CHIMIQUE

L'ulcus duodénal est un ulcère qui ne saigne pas toujours, mais néanmoins c'est un ulcère qui peut saigner, et je dirai même plus fréquemment que ne disent les classiques.

C'est qu'en effet le sang du duodénum, arrosé constamment par le liquide gastrique ne se présente jamais sous la forme de sang frais, d'hémoglobine. Il se présente toujours sous la forme de sang digéré, d'hématine, insoluble dans l'eau, insoluble dans le suc gastrique.

On comprend combien il est difficile chimiquement *de déceler ce sang dans les matières fécales*, et combien sont sujets à l'erreur les conclusions de non hémorragie tirées de ces examens chimiques inexacts.

Pour éliminer au maximum ces erreurs, nous avons

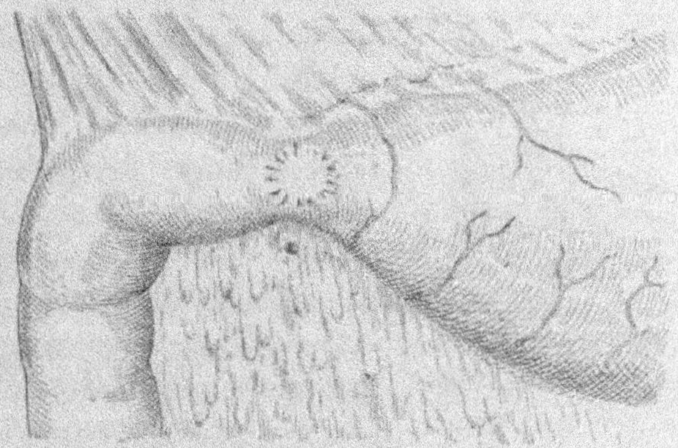

FIGURE 23. — *Siège et forme habituels de l'ulcère du duodénum ; cicatrice blanche et étoilée large comme une pièce de 50 centimes et siégeant à 15 m/m de la veine pylorique sur la première partie du duodénum* (d'après Moynihan).

utilisé la propriété que possède le sang digéré, l'hématine, d'être soluble dans l'eau ammoniacale et nous reprenons l'expérience par nous déjà décrite (v. *suprà*) et qui consiste à différencier le sang dans le contenu stomacal et dont nous rappelons les grandes lignes :

Par le cathétérisme, on introduit et on extrait de la cavité gastrique :

1° un verre d'eau distillée (verre A) ;

2° un verre d'eau ammoniacale (verre B).

On recherche par le réactif de Meyer si la cavité gastrique contient ou ne contient pas de sang digéré.

Admettons dans notre recherche qu'elle n'en contient pas.

On abandonne volontairement dans la cavité gastrique une partie de la solution ammoniacale introduite qu'on colore en noir en faisant prendre au malade une cuillerée à soupe de poudre de charbon.

Cette solution ammoniacale colorée traverse le duodénum, dissout l'hématine que peut produire toute ulcération et est évacuée généralement le lendemain dans les matières fécales.

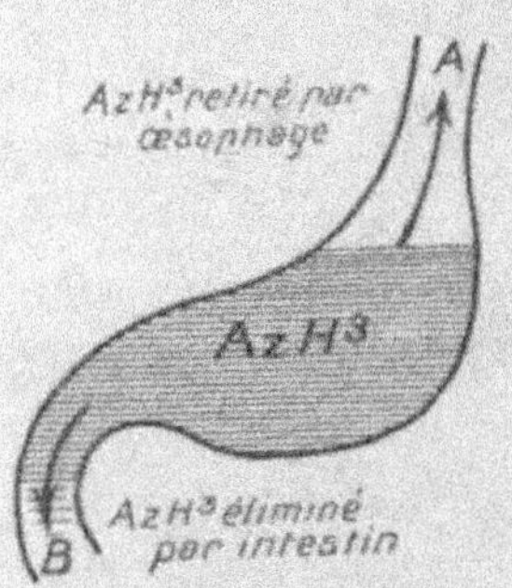

FIGURE 24. — *Recherche du sang dans le duodénum.*

Il suffit de recueillir les matières fécales noires pour y découvrir le sang digéré répondant au duodénum.

Nous faisons généralement cette recherche dans les matières fécales, par épuisement à l'eau ammoniacale et réactif de Meyer.

Supposons cette recherche positive.

Nous pouvons écrire dans ce cas :

HÉMATINE DANS LE CONTENU STOMACAL	} *Négative.* — Ulcération duodénale.	
HÉMATINE DANS LE CONTENU STOMACAL	} *Positive.*	} Ulcération du corps de l'estomac.

On a pu objecter à cette méthode que pendant le cathétérisme une partie du liquide duodénal peut refluer dans la cavité stomacale. Cela est vrai, dans le cathétérisme vertical, mais *dans le cathétérisme en position couchée, selon les indications que nous avons déjà données, le reflux duodéno-gastrique est une exception.*

PROCÉDÉ RADIOGRAPHIQUE

L'examen radiographique du duodénum peut donner des renseignements positifs intéressants, mais il doit être pratiqué dans certaines conditions.

Dans un examen normal sous l'écran, le bol opaque ne fait que traverser le duodénum, sans le remplir complètement, sans par suite donner de lui une image nette de sa lumière.

Pour parer à cet inconvénient les Américains, et en particulier G. Cole de New-York, ont imaginé des radiographies en série où grâce à la multiplicité des films, les images duodénales obtenues, à des intervalles rapprochés, sont suffisantes pour donner une image d'ensemble du duodénum permettant d'en déduire le diagnostic d'une lésion. L'examen comparatif d'un ensemble de films permet en effet d'éviter l'erreur qui consiste à prendre pour une déformation constante, ce qui n'est qu'une apparence transitoire ou au contraire de déceler une déformation qui n'est visible que sur certains films.

Le bulbe normal se présente sous forme d'une image triangulaire à bords arrondis, dont la base repose sur la région pylorique.

Les déformations du bulbe dues aux ulcérations duo-

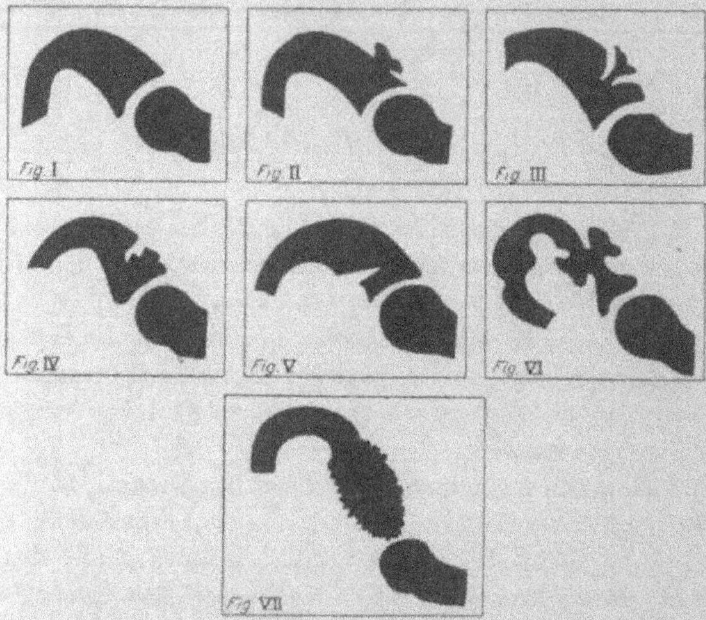

FIGURE 25. — *Des différentes formes radiographiques de l'ulcus duodénal.*

déno-pyloriques sont multiples, toutefois ces déforma-tions peuvent être réduites à trois types fondamentaux : la *niche*, l'*incision* ou la *rétraction bulbaire*.

Nous donnons quelques schémas de duodénum radio-graphié dans ses déformations (fig. 25).

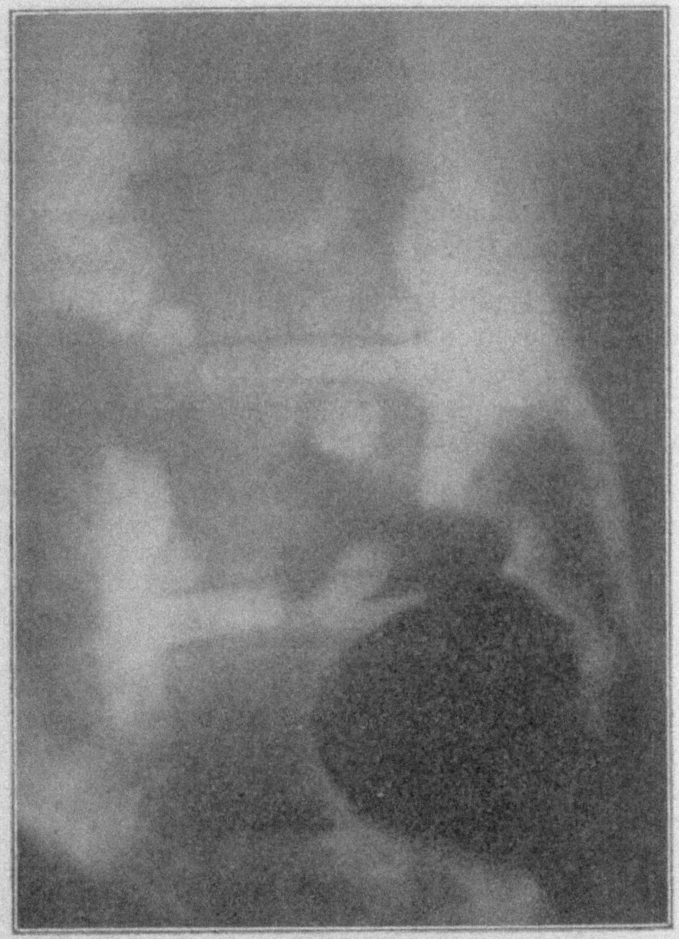

FIGURE 26. — *Ulcère duodénal (opéré par le Professeur Cunéo).*
Épreuve provenant de radiographies en série.

Bulbe normal.

Aspect de bonnet phrygien coiffant le pylore et se dirigeant généralement obliquement en haut et en dehors (I).

Niche.

Saillie de l'ombre barytée, siégeant au niveau de l'ulcère même (II).

La forme la plus typique est un trapèze, le petit côté se confondant avec le bulbe. Siège le plus souvent sur le bord supérieur du bulbe.

Peut être flanqué de deux incisions spasmodiques qui la rendent plus apparente (III).

L'incision.

Tache claire s'enfonçant dans la partie opaque du bulbe. Deux types d'incision :

a) INCISION ORGANIQUE PETITE ET A BORDS IRRÉGULIERS, qui répond à l'ulcus même. Siège le plus souvent sur le bord supérieur du bulbe, siège d'élection des ulcus duodénaux (IV).

b) INCISION SPASMODIQUE. Grande, à bords nets. Siège le plus souvent sur le bord inférieur du bulbe *en face de la lésion* (V).

Rétractions.

Images échappant à toute description et amenant une déformation complète du bulbe (croix de Malte, branche de corail, pomme de pin...) (VI et VII).

X

DE L'ÉTAT DYSPEPTIQUE
ET DYSPEPSIE DUODÉNALE

Lithiase biliaire. — Cholécystite calculeuse ou non calculeuse. — Examens objectifs.

Tout état lithiasique modifie quantitativement ou qualitativement la sécrétion biliaire.

Or, toute modification dans la sécrétion biliaire, toute modification dans la sécrétion duodénale, quelle qu'en soit l'origine, entraîne un État dyspeptique duodénal qui est le cousin germain de l'État dyspeptique stomacal.

Même symptomatologie, même pathogénie qui déclanche le spasme pylorique.

Seul varie le point de départ :

Dans la dyspepsie stomacale, la cause est en amont du pylore.

Dans la dyspepsie duodénale, la cause est en aval.

Pour le comprendre il faut se rappeler encore la loi du contrôle acide du pylore :

Le contenu du pylore arrive acide dans la cavité

duodénale et provoque le spasme de fermeture du pylore.

Là il est neutralisé par la sécrétion duodénale et surtout par la sécrétion biliaire.

Cette neutralisation entraîne comme conséquence l'ouverture du pylore et rythme de ce fait les éclusées gastriques.

Or, supposons (ce que l'étude expérimentale confirme plus loin) cette neutralisation insuffisante, le rythme

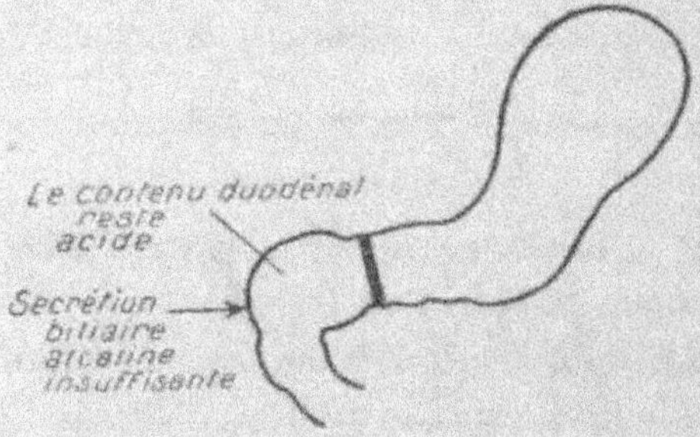

FIGURE 27. — *Spasmes pyloriques douloureux dans les lithiases biliaires.*

est détruit et le spasme s'installe : **l'Etat dyspeptique est créé**.

Ainsi donc, toute lithiase biliaire, toute cholécystite chronique, calculeuse ou non, peut se manifester par deux sortes de symptômes :

1° Les premiers, dus à l'insuffisance quantitative ou qualitative de la sécrétion biliaire engendrant le syndrome dyspeptique.

2° Les seconds, d'ordre vésiculaire par exemple et

pouvant être caractéristiques de la cholécystite, mais ne se manifestant que d'une façon irrégulière.

État dyspeptique.

Les troubles dyspeptiques qu'on y rencontre rentrent dans la description que nous avons donnée de l'État dyspepsique type avec ses deux caractères principaux :

1° L'aérophagie et ses malaises, de préférence au début de la digestion ;

2° Le spasme du pylore et ses douleurs tardives.

Cliniquement cet État dyspeptique peut apparaître bien avant l'apparition de toute crise hépatique qui n'est que la signature mise au bas de l'état lithiasique.

Et d'ailleurs cet État dyspeptique prémonitoire d'origine biliaire, selon l'appellation de Chauffard, est déjà entrevue depuis longtemps cliniquement, puisqu'il est presque entré dans le domaine chirurgical.

Certains chirurgiens, comme Moynihan, arrivent en effet à conclure que cet État dyspeptique peut dans certains cas, faire porter le diagnostic précoce de cholélithiase avant l'apparition des coliques hépatiques franches et *entraîner un diagnostic opératoire*.

Sans aller jusqu'à cette conclusion, il nous arrive fréquemment d'avoir rangé dans un État dyspeptique d'origine stomacale des malades que nous avons pu suivre et qu'un symptôme vésiculaire nous a permis ensuite d'étiqueter État dyspeptique d'origine biliaire ; même symptomatologie en effet ; le seul point que nous ayons noté dans ce dernier cas est la fréquence plus grande de l'aérophagie.

Ainsi sur 180 cas que nous avons réunis présentant un État dyspeptique d'ordre biliaire, nettement confirmé par des crises vésiculaires, nous avons relevé 110 cas présentant des malaises se rapportant à l'aérophagie, soit 61 0/0 et 70 cas de douleurs tardives qu'on peut attribuer au spasme pylorique.

D'ailleurs cette aérophagie a déjà été signalée car Mauban sur 56 cas d'aérophagie en trouve 26 imputables à la cholélithiase, soit 46 0/0.

Diarrhée prandiale.

C'est également au bouleversement de la digestion duodénale d'ordre biliaire qu'*appartient la diarrhée prandiale.*

Le contenu acide de l'estomac doit être chimiquement saturé par le flux biliaire et les éclusées duodénales sont fonction de cette neutralisation.

Si la bile ne remplit pas son rôle, l'intestin se défend comme il peut en expulsant rapidement son contenu et la diarrhée prandiale en est la conséquence, mais contrairement à l'avis de Linossier cette expulsion provoque une selle molle renfermant un excès de liquide et *non une diarrhée biliaire*. La recherche des pigments biliaires dans ces selles prandiales par une solution saturée de sublimé ne nous a jamais permis d'y découvrir de pigments biliaires en excès.

Nous pouvons d'ailleurs retrouver la diarrhée dans

toute sécrétion prolongée due à une cause quelconque. Dans *ce cas le pouvoir neutralisant biliaire est normal*, mais l'acidité gastrique augmentant en fin de digestion, c'est alors cet excès d'acide qui s'oppose à la neutralisation biliaire sécrétée en quantité suffisante.

La défense intestinale, la diarrhée n'a donc pas lieu au début des repas, comme dans la dypepsie duodénale, mais en fin de digestion dans la deuxième moitié de la nuit.

C'est en effet ce que révèle l'examen clinique.

Symptômes vésiculaires.

En présence de troubles dyspeptiques on doit donc toujours songer à la vésicule et dans ce but, en interrogeant le malade, il faut toujours être à l'affût d'un symptôme vésiculaire qui a pu apparaître d'une façon plus ou moins fugace.

Rappelons pour mémoire quelques caractères classiques de la colique vésiculaire dont la douleur peut être liée à une migration de calcul ou avoir une origine purement inflammatoire.

Début brusque.
Evolution irrégulière.
Apparition plus fréquente la nuit.
Influence du traumatisme, de régimes, de la vie génitale.
Possibilité de légers mouvements fébriles (cholécystite inflammatoire).

. . . .

Ces douleurs vésiculaires et l'Etat dyspeptique biliaire se surajoutent, s'entremêlent et donnent à la sympto-

*État dyspeptique.*6

matologie lithiasique un aspect si varié qu'on doit recourir aux signes physiques pour essayer d'établir un diagnostic de dyspepsie stomacale ou de dyspepsie duodénale.

SYMPTOMES OBJECTIFS

Alcalinité duodénale
et tubage duodénal.

Toute la pathologie fonctionnelle du duodénum se résume à ce fait : la sécrétion duodénale (bile, suc pancréatique, glandes de Brunner ...) mais surtout formée par la sécrétion biliaire, a pour but de neutraliser l'éclusée acide qui franchit le pylore.

Dans la lithiase biliaire, *quantitativement et qualitativement la bile est insuffisante pour remplir ce rôle neutralisant.*

D'où une perturbation dans le rythme d'ouverture du pylore — et consécutivement un cortège douloureux qui constitue la dyspepsie duodénale.

Pour apprécier cette insuffisance alcaline de la bile, nous utilisons le tubage duodénal, véritable biopsie duodénale par le procédé suivant qui est une modification du procédé d'Einhorn :

Nous utilisons deux tubes, un tube d'Einhorn et une sonde molle du calibre d'une sonde urétrale. Le tube d'Einhorn (*tube duodénal*) est introduit la veille au soir et laissé en place toute la nuit. La sonde (*tube sto-*

macal) est introduite le matin, au moment de l'expérience, le malade étant à jeun (fig. 28).

Les sondes étant en position, on fait alors boire un

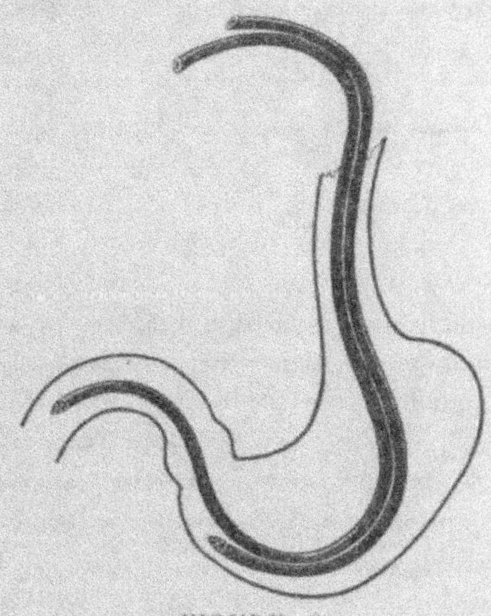

FIGURE 28.

verre de limonade acide phosphatée selon la formule suivante :

Acide chlorhydrique off^e.   5 cmc.
Phosphate de soude   5 gr.
Sucre   40 gr.
Eau distillée   Q. s. pour 1 litre.

Nous savons en effet que l'acide chlorhydrique est le déclancheur du fonctionnement pylorique et de la sécrétion biliaire réflexe. Nous attendons quelques minutes afin que les éclusées gastriques se produisent et nous amorçons les tubes duodénal et gastrique par aspiration et siphonage de manière que les contenus gastrique et duodénal s'écoulent simultanément dans des verres séparés.

De ces deux solutions extraites, comment calculer l'alcalinité de la sécrétion duodénale pure.

1° Un dosage d'acidité en présence de phtaléine du phénol, nous permet de nous rendre compte de la différence d'acidité dans les verres duodénal et gastrique.

Soit par exemple pour 10 centimètres cubes de ces liquides une différence d'acidité répondant à 0,05 d'HCl.

Si nous pouvons connaître la quantité de suc duodénal qui est contenu dans le verre duodénal *2 centimètres cubes par exemple pour 10 cc.*, nous en déduisons que 2 centimètres cubes de ce suc duodénal a une alcalinité qui répond à 0,05 d'HCl, ce qu'on peut exprimer en disant que l'alcalinité du suc duodénal pur est de 25 p. 1000.

Pour trouver la proportion de suc duodénal et de liquide gastrique que contient le mélange extrait, il suffit de doser l'acide phosphorique dans les verres duodénal et gastrique.

La différence des titres trouvés indique par quelle quantité de suc duodénal a été diluée la solution phosphatée.

Chez les sujets normaux, dans les mêmes conditions d'expérience, les résultats trouvés pour l'alcalinité de la sécrétion duodénale ont donné des chiffres variant de 30 à 40 0/00.

Dans le cas de lithiase avérée cliniquement, l'alcalinité du suc duodénal pur est descendue à 15 et 20 0/00.

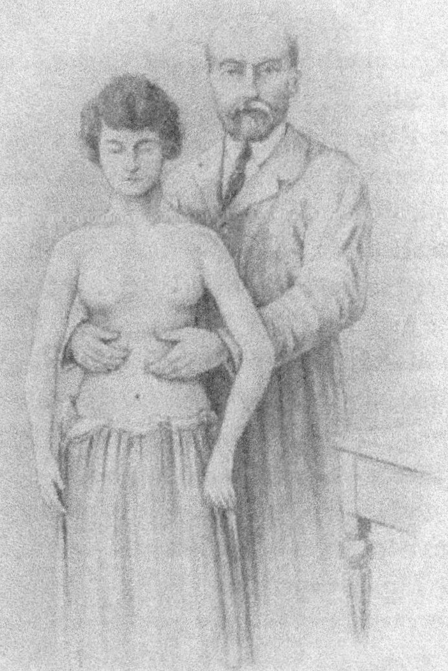

FIGURE 29. — *Palper douloureux comparatif des régions stomacale et hépatique.*

Recherche de la vésicule douloureuse.

En présence d'une perturbation dans la digestion

duodénale, on doit avons nous dit, toujours songer à une douleur vésiculaire. Par suite la recherche de la vésicule douloureuse doit être faite avec le plus grand soin. Le palper se fait avec la plus grande douceur et avec une force progressivement croissante, afin de ne pas effaroucher la paroi.

La douleur cholécystique doit souvent se rechercher, les doigts en crochet s'insinuant profondément sous le rebord costal.

A l'affût dans cette position, on doit guetter le contact vésiculaire souvent réalisé à la faveur de la descente inspiratoire du foie.

Pour réaliser au mieux ces conditions, nous utilisons souvent la position verticale, le médecin placé en arrière du malade selon la figure 29.

Cette méthode nous procure les avantages suivants :

Possibilité de palper *comparativement* les deux rebords costaux droit et gauche surtout dans un diagnostic différenciel gastro-hépatique.

Augmentation de la descente hépatique et contact vésiculaire plus immédiat, la masse intestinale se séparant de la région hépatique.

Radiologie des voies biliaires.

En présence de troubles dyspeptiques qu'on soupçonne pour une raison quelconque être d'origine vésiculaire, on doit toujours essayer d'affirmer son diagnostic par un examen radiologique.

Normalement les voies biliaires se prêtent mal à cette observation et cela pour deux raisons :

1° L'une due au peu d'opacité radiographique des différents calculs, fonction de leur composition chimique. L'opacité radiographique, croit-on, est proportionnelle à leur teneur en chaux, la cholestérine ne don-

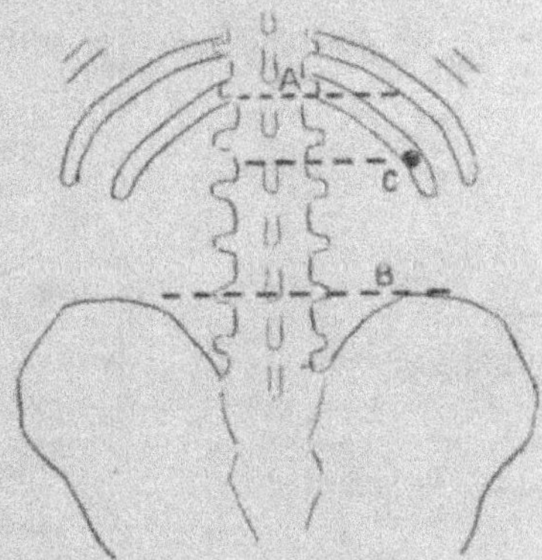

FIGURE 3a. — Du centrage en C dans la radiographie des calculs vésiculaires.

nant qu'une ombre légère. Cela n'est pas absolument vrai, certains calculs très opaques aux rayons X ont été trouvés par Goiffon dépourvus de chaux. Mais quelle est la substance chimique qui possède cette propriété d'être opaque aux rayons X ?

2° L'autre due à la topographie extrêmement variable des voies biliaires.

En effet, l'étude des voies biliaires et des voies urinaires après ingestion de pâte opaque montre :

a) La grande variabilité dans la situation de la vésicule et du cholédoque, par rapport au rachis, l'ampoule de Vater pouvant varier de deux vertèbres en hauteur.

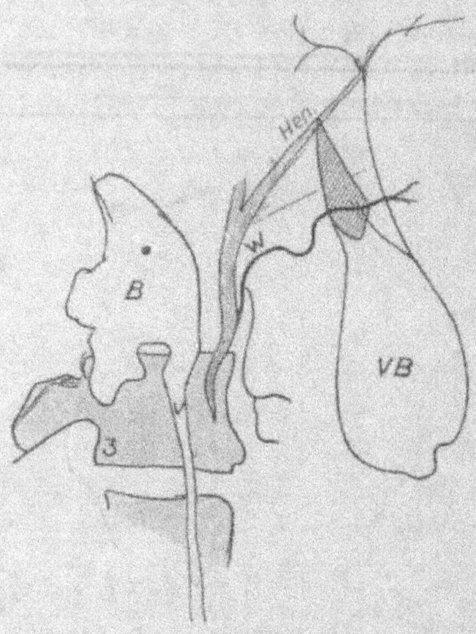

FIGURE 31. — *Radiographie de profil* (1).

La vésicule biliaire se projette en avant sous la paroi abdominale, bassinet et calices se projettent en arrière sur la moitié postérieure des vertèbres, cholédoque et Wirsung se voient sur le tiers antérieur des corps vertébraux.

b) La juxtaposition des voies biliaires et urinaires dans leur projection radiologique.

En résumé, si on consulte les planches ci-jointes (fig. 31) on voit qu'une radiographie antéro-postérieure

(1) D'après MM. Pierre Duval, Gatellier, Henri Béclère.

ne permet pas la distinction topographique des voies biliaires et urinaires supérieures.

Seule la radiographie de profil permet de distinguer

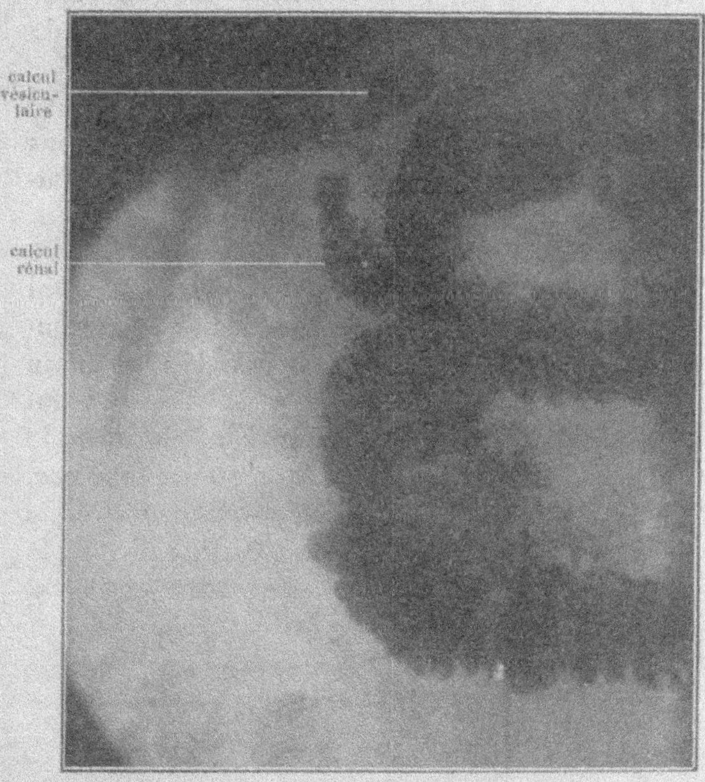

FIGURE 32. — *Calculs vésiculaire et rénal.*

la vésicule sous la paroi abdominale des voies urinaires supérieures situées latéralement à la colonne vertébrale.

Inutile de dire que cette photographie de profil est

pratiquement difficilement réalisable en raison de l'épaisseur des tissus à traverser.

Pour remédier à cet inconvénient nous avons songé à repérer le calcul trouvé, exactement comme nous repérons en profondeur un corps étranger en chirurgie de guerre.

Pour cela le malade étant en position couchée nous faisons deux radiographies dans les mêmes conditions de situation du malade et de plaque en déplaçant l'ampoule de 10 centimètres au deuxième cliché.

Par une règle de triangles semblables, nous aurons à calculer la situation du calcul par rapport à la paroi abdominale. On peut facilement en déduire avec beaucoup de probabilité si le calcul est dans la vésicule ou dans les voies urinaires supérieures, la vésicule étant toujours située dans le tiers antérieur de l'abdomen, le bassinet et les calices se trouvant dans le tiers postérieur. Soit par exemple un calcul situé à 6 centimètres de la paroi abdominale. Si le sujet mesuré en position de la radiographie a 18 centimètres d'épaisseur, on peut affirmer que le calcul est vésiculaire.

XI

DE L'ÉTAT DYSPEPTIQUE
ET DE SON TRAITEMENT MÉDICAMENTEUX

D'un traitement évacuateur.
Etablissement de formules thérapeutiques
non empiriques.

Nous avons dit que l'état dyspeptique, le syndrome dyspeptique, se trouve à la base de la plupart des affections gastro-duodéno-hépatiques.

C'est dire que le traitement rationnel doit être un traitement étiologique. *D'ailleurs en insistant sur les examens objectifs qui nous conduisent à ce diagnostic étiologique*, nous avons eu pour but de préciser cette lésion afin de pouvoir appliquer un traitement logique, médical ou chirurgical.

Ces restrictions capitales faites, nous avons vu qu'à la base de tout Etat Dyspeptique, quelle qu'en soit la cause, se trouve la mauvaise évacuation gastrique.

C'est elle par le spasme douloureux du pylore, par l'aérophagie de défense qu'elle engendre qui crée l'état douloureux dyspeptique.

Si nous avons surtout insisté au cours de ce travail sur le rôle joué par cette mauvaise évacuation c'est que nous avons *toujours eu pour but de tirer de cette patho-génie une directive thérapeutique.*

Tâcher de soulager son malade doit être en effet le but ultime de toute conception, la conclusion pratique de tout travail « *sedare dolorem divinum opus* ».

.*.

Or, les partisans de l'hyper et l'hyposécrétion dans la pathogénie de la dyspepsie, m'ont toujours paru faire une thérapeutique à rebours en voulant par des acides et des alcalins transformer la sécrétion patholo-gique en sécrétion normale. Les analyses les mieux faites sont toutes entachées d'erreurs d'interprétation qui mettent tout thérapeute dans l'impossibilité de résoudre ce problème.

Et d'autre part tout le monde sait qu'un traitement acide et surtout alcalin peut donner une satisfaction immédiate au malade, mais entraîne fatalement une réaction de défense de la muqueuse qui crée des lésions anatomiques définitives.

C'est donc en nous inspirant de ce double principe :

1° Ne pas nuire à la muqueuse stomacale ;

2° Favoriser au maximum le transit gastro-duodénal que nous avons cherché notre base thérapeutique.

.*.

Pour favoriser ce transit, comment doit-on modifier thérapeutiquement le contenu gastrique ?

Pour trouver cette solution nous avons dû faire l'étude des concentrations du contenu gastrique. On sait en effet que la concentration d'un liquide gastrique peut cliniquement être déterminée par la recherche du point de congélation de ce liquide, en un mot de son degré cryoscopique.

De la courbe cryoscopique après la prise d'un repas.

Soit un normal : donnons-lui un repas de pain.

Au début de la digestion de ce repas, le contenu

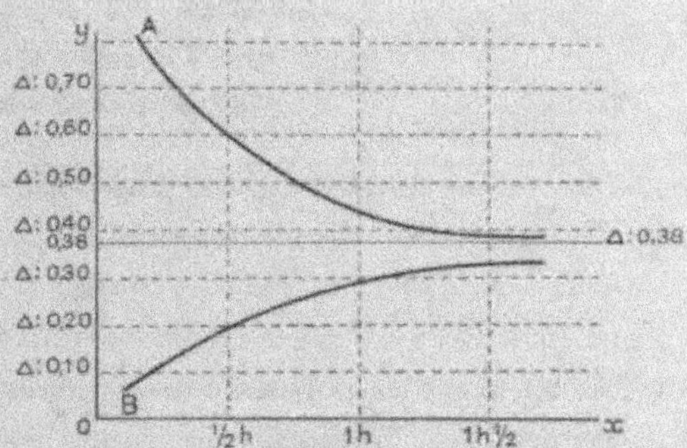

FIGURE 33. — *Courbe cryoscopique après deux repas : A, repas de pain ; B, repas de viande.*

gastrique a une concentration élevée, un degré cryoscopique qui peut atteindre jusqu'à $\Delta = 0,80$.

Donnons à ce même sujet un repas formé exclusivement de viande ; contrairement à ce qui se passe dans le cas précédent, au début de la digestion, le degré cryoscopique est très bas, par exemple $\Delta = 0,10$. Puis, au fur et à mesure que la digestion s'avance, ce degré s'élève, il devient successivement $\Delta = 0,20$, $\Delta = 0,30$,… et il tend finalement vers $\Delta = 0,38$.

Nous avons représenté ces évolutions digestives dans la courbe ci-jointe, dans laquelle la courbe A représente les degrés cryoscopiques au cours d'une digestion de pain et la courbe B au cours d'une digestion de viande.

En résumé, de l'examen de cette figure on peut déduire que la courbe cryoscopique d'un contenu stomacal est une courbe variable selon l'aliment ingéré, mais qu'elle tend vers une limite commune voisine de $\Delta = 0,38$.

De la courbe cryoscopique après la prise d'une solution médicamenteuse.

Au lieu d'un repas donnons à ce sujet normal une solution médicamenteuse. Deux cas peuvent être envisagés :

1° CAS D'UNE SOLUTION TRÈS CONCENTRÉE. — Faisons boire à ce sujet une solution aqueuse de chlorure de sodium à 20 0/0, par exemple : le degré cryoscopique de cette solution est $\Delta = 1,24$; au fur et à mesure que la digestion s'avance, ce degré s'abaisse : il devient successivement $\Delta = 1,10$, $\Delta = 1$, $\Delta = 0,90$, et tend finalement vers $\Delta = 0,38$.

2° CAS D'UNE SOLUTION TRÈS DILUÉE. — Donnons au contraire à ce même sujet, une solution très diluée, par exemple une solution de sulfate de soude à 5 p. 1.000 dont le degré cryoscopique est $\Delta = 0,09$. En opposition avec le cas précédent, au fur et à mesure que la digestion s'avance, ce degré cryoscopique s'élève ; il devient successivement $\Delta = 0{,}10$, $\Delta = 0{,}20$ et tend finalement vers $\Delta = 0{,}38$.

Il résulte de ces expériences, après prise d'aliments ou de solutions médicamenteuses, que l'estomac, avant d'évacuer son contenu dans l'intestin, le dilue par sa

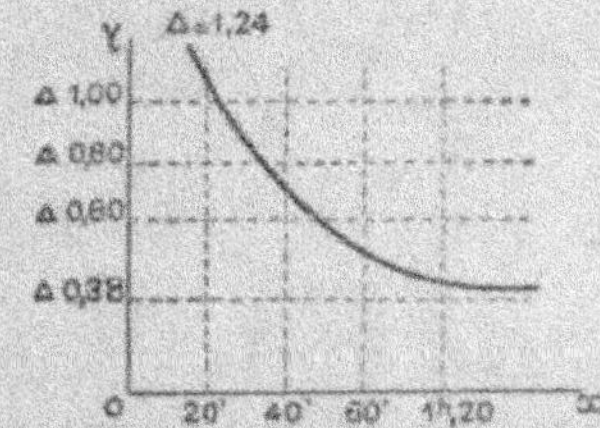

FIGURE 34. — *Courbe cryoscopique après prise d'une solution concentrée.*

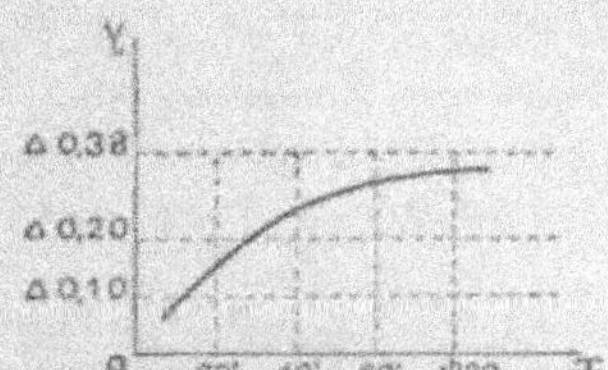

FIGURE 35. — *Courbe cryoscopique après prise d'une solution très diluée.*

sécrétion, de manière à lui donner, en fin de digestion, une concentration toujours la même. Cette concentration répond au degré cryoscopique $\Delta = 0{,}38$, où l'évacuation gastro-duodénale paraît se faire dans les conditions les plus favorables.

Conclusions thérapeutiques.

De cette étude cryoscopique et de nos observations cliniques, résulte cette conclusion pratique.

Pour activer au maximum l'évacuation gastrique, nous ne voyons pas de procédé thérapeutique plus logique que de diluer le contenu gastrique, au moment des douleurs, avec une solution ayant elle-même ce degré cryoscopique.

Nous donnons ici quelques solutions médicamenteuses dont le titre est voisin de $\Delta = 0,38$. Nous avons fait ces recherches, non pas avec des produits purs, mais avec des échantillons de produits commerciaux, d'un usage courant dans les pharmacies.

Bicarbonate de soude	9 gr. p. 1.000
Citrate de soude sec.	20 —
Sulfate de soude sec	10 —
Phosphate de soude.	11 —
Chlorure de sodium	5,50 —
Peptone	40 —
Acide chlorhydrique officinal.	9,35 —
Acide phosphorique officinal.	26,80 —
Lactose	60 —

Le médecin n'aura qu'à choisir, dans ces solutions, le ou les sels dont l'action lui paraîtra le mieux s'adapter au but thérapeutique qu'il veut compléter.

Pour nous, notre choix a été dicté par la considération suivante : *donner une solution à degré cryoscopique* $\Delta = 0,38$, *mais dont la puissance neutralisante et thérapeutique soit la moins active possible.*

Nous sommes, en effet, convaincu, après de nombreuses années d'expérience, que le pire des traitements est la médication visant à modifier la sécrétion quel que soit d'ailleurs le médicament employé : alcalin ou acide, dont l'action, avant tout, est une action irritante sur la muqueuse stomacale.

Il est évident que, si l'on donne à un malade en

pleine crise stomacale une cuillerée de bicarbonate de soude on obtiendra un soulagement immédiat en neutralisant momentanément son acidité stomacale. Mais, en alcalinisant ce milieu gastrique, on provoque une sécrétion glandulaire de défense qui entretient et exagère la lésion.

Je suis fermement convaincu que la majorité des troubles stomacaux qui nous arrivent sont engendrés par tous les produits alcalins que déverse la thérapeutique commerciale avec d'autant plus de succès qu'ils procurent aux malades une amélioration immédiate.

Nous avons dit que notre but thérapeutique prend le contrepied de cette façon de faire : *donner une solution dont le degré cryoscopique se rapproche de* $\Delta = 0,38$ *et dont l'action sur la sécrétion soit presque nulle.*

Dans ce but, nous utilisons beaucoup, dans nos formules médicamenteuses, le lactose dont le poids moléculaire est élevé et l'action médicamenteuse nulle.

Voici comment nous construisons ces formules :

Soit à associer la lactose, le bicarbonate et le phosphate de soude dans de telles proportions que 5 grammes de ce mélange (soit environ une cuillerée à café) dissous dans 100 grammes d'eau (soit environ une tasse à thé) donnent le degré cryoscopique $\Delta = 0,38$.

On sait, d'après notre tableau cryoscopique publié plus haut, que, pour obtenir, avec ces différents sels, une solution ayant $\Delta = 0,38$, il faut employer, pour 1.000 centimètres cubes d'eau, successivement 60 grammes de lactose, 9 gr. 50 de bicarbonate de soude et

État dyspeptique.   7

11 grammes de phosphate de soude. On pourra donc poser les deux équations suivantes :

1° : Bicarbonate $+$ Phosphate $+$ Lactose $=$ 5 gr.

$$2° : \frac{1000 \times \text{Bicarb.}}{9,5} + \frac{1000 \times \text{Phosph.}}{11} + \frac{1000 \times \text{Lact.}}{60} = 100 \text{ cc.}$$

De ces équations, en faisant varier un des sels, on pourra tirer toute une gamme de formules permettant d'obtenir une solution $\Delta = 0,38$, avec des teneurs médicamenteuses très différentes.

Combinaisons de bicarbonate de soude, citrate de soude et lactose	Combinaisons de bicarbonate de soude, phosphate de soude et lactose	Combinaisons de phosphate de soude, citrate de soude et lactose
Bicarb. soude 16gr. Citrate soude 4 Lactose . . 180	Bicarb. soude 14gr. Phosph. soude 4 Lactose . . 182	Phosph. soude 12gr. Citrate soude 4 Lactose . . 184
Bicarb. soude 13gr. Citrate soude 12 Lactose . . 175	Bicarb. soude 8gr. Phosph. soude 12 Lactose . . 180	Phosph. soude 8gr. Citrate soude 12 Lactose . . 180
Bicarb. soude 10gr. Citrate soude 20 Lactose . 170	Bicarb. soude 2gr. Phosph. soude 20 Lactose . . 178	Phosph. soude 5gr. Citrate soude 20 Lactose . 175
Bicarb. soude 7 Citrate soude 28 Lactose . . 165	Bicarb. soude 1gr. Phosph. soude 22 Lactose . . 177	Phosph. soude 2gr. Citrate soude 28 Lactose . . 170

(Une cuillerée à café de chacune de ces poudres, dissoute dans 100 centimètres cubes d'eau chaude (une tasse à thé), donne une solution se rapprochant de $\Delta = 0,38$).

Nous donnons dans les tableaux ci-dessus toute une série de formules déduites de ces équations. Dans ces formules, les substances qui y rentrent peuvent varier au point de vue posologique, mais l'ensemble de la poudre employée à la dose de 5 grammes pour 100 grammes d'eau donne toujours une solution à degré cryoscopique $\Delta = 0,38$.

Le médecin pourra donc obtenir des solutions ayant même pouvoir évacuateur, avec des sels qu'il choisira qualitativement et quantitativement selon l'action thérapeutique qu'il voudra exercer.

Nous tenons à répéter qu'avec toutes ces formules on n'obtiendra pas une cessation brusque de la douleur, comme on peut l'avoir, dans certains cas, avec une simple cuillerée à café de bicarbonate de soude ; par contre, une pratique déjà longue nous a montré qu'en donnant des solutions agissant plus par leur propriété physique que chimique on a toute chance non seulement de ne pas aggraver les troubles sécrétoires, mais d'améliorer progressivement la fonction évacuatrice.

Il suffit, en un mot, en présence de toute mauvaise évacuation gastrique, quelle qu'en soit l'origine, d'instituer un traitement qu'on pourrait appeler « omnibus », consistant, entre les prises d'alimentation, au moment des sensations douloureuses, à donner des solutions à sels variables, mais à concentration moléculaire invariable.

MÉDICATIONS ADJUVANTES

En dehors de cette thérapeutique on peut envisager d'autres traitements que nous allons exposer et discuter.

1° Médication alcaline.

Dans les cas de fortes douleurs associées à des ulcérations stomacales, on peut et on doit essayer de calmer son malade par des alcalins, bicarbonate de soude, carbonate de chaux... Mais dans la dyspepsie à type insuffisance musculaire, sans lésions ulcéreuses graves, on doit rejeter ces traitements qui ne font qu'exagérer la sécrétion pathologique.

De plus si on veut se rappeler le fonctionnement du pylore, ouvert grâce à l'acidité du contenu gastrique et fermé grâce à l'alcalinité du contenu duodénal, on comprend mal une thérapeutique qui alcalinise le contenu gastrique seul.

On devrait physiologiquement essayer le traitement alcalin en agissant directement sur la sécrétion duodénale sans passer par l'estomac

Dans ce but nous avons employé deux procédés :

1° Prendre deux à trois fois par jour 1/2 heure avant les principales prises d'aliment un lavement contenant 3 grammes de sel de Vichy dans 250 centimètres cubes d'eau. Ce lavement, si possible, doit être conservé.

Ce procédé a l'inconvénient à la longue de fatiguer la muqueuse rectale, il est de plus d'un emploi non pratique.

2° Faire prendre au malade avant chaque repas, une ou deux pilules de 0 gr. 30 de bicarbonate de soude enrobée de kératine ou de gluten.

Ces pilules sont prises 15 minutes avant les repas,

avec un verre d'eau qui les entraîne dans le duodénum.

En se dissolvant seulement dans l'intestin elles alcalinisent le milieu duodénal et surtout la sécrétion biliaire et de ce fait régularisent le transit pylorique sans modifier la sécrétion gastrique.

Plâtrages.

De même que nous donnons des plâtrages (Kaolin, bismuth) dans tous les cas d'ulcération possible de la muqueuse, de même nous les rejetons dans les cas de troubles fonctionnels évacuateurs.

Les plâtrages sont en effet une arme à double tranchant, d'un côté ils pansent utilement la muqueuse ulcérée, d'un autre côté ils forment corps étranger et comme tels retardent encore l'évacuation gastrique.

Médicaments évacuateurs.

Nous appelons ainsi tous les médicaments ayant une action sur la motricité. On pourra donc utilement les intercaler dans le traitement : Citons à titre de mémoire quelques-uns de ces médicaments d'ailleurs classiques, à prendre, non comme amers, mais comme excito-moteurs à la fin des repas dans un peu d'eau : Teinture de noix vomique, sulfate neutre de strychnine, gouttes amères de Baumé, teinture d'ipécacuanha...

Eaux minérales.

Les eaux minérales et surtout les eaux bicarbonatées,

en *dehors* de leur *propriété alcaline* qui peut être une arme à double tranchant, régularisent le transit gastro-duodénal par trois propriétés : *la chaleur, l'acide carbonique* et la *concentration moléculaire.*

1° LA CHALEUR. — Elles stimulent en effet les fibres musculaires stomacales et l'emploi universel des boissons chaudes confirme cette action motrice.

2° L'ACIDE CARBONIQUE. — Nous avons déjà montré en 1906 le rôle de l'acide carbonique comme évacuateur gastrique.

Par une étude sur la mesure du transit gastro-duodénal, nous avons pu nous rendre compte que certaines médications à base d'acide carbonique naissant, peuvent augmenter ce transit de 10 à 20 0/0.

D'ailleurs l'acide carbonique en augmentant la poche à air crée une aérophagie artificielle, et renforce ainsi l'action évacuatrice de l'aérophagie naturelle.

Récemment (1922) MM. Carnot et Karkowski, sur des chiens porteurs de fistules duodénales, sont arrivés aux mêmes conclusions par l'introduction de CO_2 dans l'estomac.

Pratiquement nous employons la formule ci-dessous :

Paquet n° 1 : Acide tartrique pulvérisé . . . 1 gramme

Paquet n° 2 :
- Bicarbonate de soude . . . 0 gr. 40
- Carbonate de chaux . . . 0 gr. 20
- Hydro-carbonate de magnésie . 0 gr. 20

Nous conseillons d'employer ces paquets de la façon suivante : délayer séparément dans deux demi-verres d'eau, un paquet n° 1 et un paquet n° 2. Prendre successivement une cuillerée à bouche du verre n° **1** et une cuillerée à bouche du verre n° **2**. Continuer ainsi toutes les dix minutes, jusqu'à cessation de la douleur.

3° Concentration moléculaire. — Nous avons montré que toute solution dont la concentration moléculaire tend vers $\Delta = 0.38$ favorise au maximum le transit gastro-duodénal.

Ce que nous avons dit pour une solution médicamenteuse s'applique aux eaux thermales. Et de ce fait les eaux qui tendent vers cette concentration nous paraissent les plus indiquées dans le traitement des affections stomacales.

Voici quelques chiffres de congélation d'eaux thermales au dessous de 0 :

Evian $\Delta = 0,02$.	Marienbad $\Delta = 0,36$.
Vittel (G^{de} Source) $\Delta = 0,03$.	Chatel-Guyon $\Delta = 0,33$.
Contrexéville $\Delta = 0,05$.	Vichy Hôpital $\Delta = 0,39$.
Plombières $\Delta = 0,10$.	Vichy Grand-Grille $\Delta = 0,40$.
Pougues $\Delta = 0,17$.	Vichy Chomel $\Delta = 0,38$.
Vichy Célestins $\Delta = 0,23$.	Saint-Nectaire $\Delta = 0,39$.
Vals Favorite $\Delta = 0,27$.	Montmirail $\Delta = 0,73$.
La Bourboule $\Delta = 0,31$.	Rubinat $\Delta = 1,30$.
Carlsbad (S^e Sprudel) $\Delta = 0,30$.	Carabana $\Delta = 1,45$.

On peut en conclure que les eaux de la source Vichy *Chomel* sont les eaux thermales qui agissent au maximum sur le transit stomacal.

XII

DE L'ÉTAT DYSPEPTIQUE

ET DE SON TRAITEMENT PAR LES MOYENS PHYSIQUES

La mauvaise évacuation gastrique étant à la base de l'État dyspeptique, nous pouvons physiquement lutter contre cette mauvaise évacuation par trois procédés :

La chaleur locale,

Le maintien de la paroi abdominale,

La réfection de l'élément musculaire.

CHALEUR

La chaleur est un des adjuvants puissants de la digestion. On pourra l'employer sous toutes ses formes : compresses chaudes, cataplasmes, boule d'eau chaude, cataplasme électrique, mis après le repas sur la région stomacale. Nous utilisons même de petites chaufferettes portatives, vendues dans le commerce sous le nom de « chaufferettes japonaises » et qui ont le mérite d'être dissimulables et susceptibles d'être portées pendant la vie active.

MAINTIEN DE LA PAROI ABDOMINALE

Avant tout il faut supprimer les causes qui peuvent affaiblir la paroi musculaire et parmi ces causes le corset intervient au premier chef.

Non seulement par une pression de haut en bas le corset abaisse les viscères abdominaux, mais il forme une gaine rigide inextensible qui maintient dans une immobilité partielle tout le thorax inférieur et une partie de la paroi abdominale. Il engendre donc une atrophie relative de tous les muscles qui procèdent à la contraction abdominale.

Il est d'autant plus néfaste qu'en dehors d'une question d'esthétique stupide qu'elle lui attribue, la femme le considère comme un instrument de soutien indispensable. La jeune fille, perdant facilement conscience de la constriction qu'il exerce, arrive progressivement à provoquer des malformations et des atrophies de la paroi abdominale.

Il faut que le médecin sache que le corset est souvent à la base de l'élément dyspeptique.

A priori, la ceinture abdominale doit remplacer le corset. En effet, elle a pour but la contention de la paroi abdominale en exerçant une pression de bas en haut, contrairement à la pression du corset qui s'exerce de haut en bas. Elle doit donc apporter une aide logique et rationnel dans le cas de musculature et d'évacuation gastrique insuffisantes.

Toutefois, on a, à notre avis, beaucoup abusé du port de la ceinture. Lorsqu'on se trouve en présence d'une paroi abdominale fatiguée par de nombreuses grossesses, par une intervention chirurgicale, par une dénutrition de longue date ou simplement par les ans, la ceinture doit être conseillée pour suppléer à des muscles inexistants. Mais on voit journellement prescrire d'emblée les ceintures abdominales à des sujets jeunes et se plaignant de vagues douleurs, et on y est d'autant plus porté qu'on donne au malade un soulagement plus immédiat que réel.

Il est bien certain que, dans un cas d'atrophie musculaire consécutive à une fracture du membre supérieur, on donnera plus de soulagement au blessé en maintenant son bras en écharpe qu'en mobilisant utilement ce membre. Doit-on appliquer ce principe antiphysiologique de contention et d'immobilisation à une paroi abdominale qui se trouve momentanément en état d'infériorité ? En ce faisant, on inflige à cette paroi une diminution de résistance progressive et on transforme en état d'infériorité chronique un état d'infériorité passager.

Lorsque le malade a pris l'habitude de sa ceinture, il ne la lâche plus ; elle devient, pour lui, une nécessité, et nous voyons encore l'angoisse d'un de ces obsédés de la ceinture, quand, à la suite d'un examen abdominal, il s'aperçut, en cours de route, qu'il avait oublié de remettre cette ceinture.

Cette critique faite, la ceinture peut rendre de grands services dans tous les cas où la paroi abdominale en est irréparable.

En effet, la ceinture caoutchoutée joue le même rôle que le lien élastique des appareils à traction continue. Par une pression lente et continue, elle repousse progressivement les organes, et c'est pourquoi nous conseillons personnellement à nos malades la simple ceinture caoutchoutée assez haute, allant du pubis à l'ombilic et se moulant au mieux sur la paroi de telle sorte que la main introduite entre la peau et la ceinture, supporte une pression suffisante et uniformément répartie sur toute sa hauteur.

RÉFECTION DE LA PAROI MUSCULAIRE

Education sportive.

Nous avons répété que l'état dyspeptique est fréquemment liée à l'insuffisance d'évacuation gastrique et par suite à l'insuffisance musculaire.

Cette affirmation trouve sa confirmation dans notre statistique des dyspepsiques. Dans la grande majorité des cas, nous avons rencontré ces symptômes douloureux chez les personnes à qui il avait manqué toute éducation sportive. Et on peut affirmer que le seul traitement préventif de la dyspepsie réside dans l'hygiène et le sport.

Nous devons comme conclusion pratique donner à

nos enfants une éducation anglo-saxonne. C'est en leur faisant des muscles que nous leur donnerons un bon estomac.

Gymnastique.

Lorsque la dyspepsie d'origine musculaire est créée, on peut encore essayer de remonter le courant, de rétablir l'évacuation gastrique par les mouvements actifs...

Et c'est pourquoi la gymnastique nous paraît, avant tout, devoir être le traitement à conseiller. On trouve dans tous les manuels spéciaux, les techniques se rapportant aux exercices, aux massages, aux traitements électriques qu'on peut conseiller pour tonifier les parois abdominales. Nous nous contentons de signaler un seul exercice qui nous a donné de grosses satisfactions pour l'avoir expérimenté longuement. *C'est la marche à quatre pattes.*

La **marche à quatre pattes** a, en effet, une double action sur la paroi et sur l'évacuation stomacale.

Sur la paroi. — Son action, comme méthode de réfection musculaire, a été surtout mise en évidence, à la suite d'observations répétées sous la surveillance du lieutenant de vaisseau Hébert au stade de Reims. Des sujets mis à l'entraînement de la marche à quatre pattes voient un renforcement progressif de leurs muscles abdominaux, et cela à un tel point que c'est un des exercices favoris du boxeur qui, craignant le knock out par coup de poing direct au plexus solaire, renforce ainsi sa cuirasse musculaire abdominale.

Évacuation gastrique. — L'action de la marche à quatre pattes sur l'évacuation gastrique peut être mise en évidence, soit radioscopiquement, soit chimiquement.

Quand un sujet marche à quatre pattes, la direction

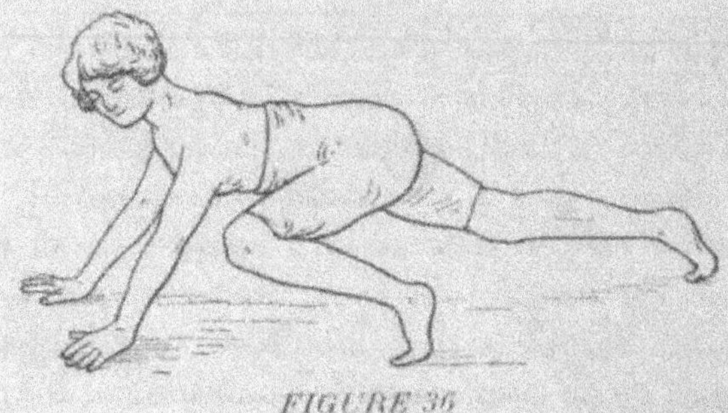

FIGURE 36

de la colonne vertébrale devient horizontale ; or, le passage de la position verticale à la position horizontale entraîne dans l'estomac une modification de sa forme et de sa situation, et cela d'une façon d'autant plus appréciable qu'on a affaire à une ptose stomacale plus accentuée (fig. 37).

L'évacuation gastrique est, d'autre part, favorisée par la marche à quatre pattes. En effet, la flexion des cuisses sur l'abdomen est une des meilleures formes de massage ; or, dans la marche à quatre pattes, la flexion des cuisses se faisant au maximum doit, de ce fait, déterminer au mieux l'évacuation gastrique.

C'est ce que nous avons pu constater en extrayant un repas d'épreuve chez un même individu ayant, pendant la période d'attente, fait ou non de la marche à quatre pattes.

L'étude du transit stomacal nous montre que, pour un même repas, l'évacuation gagne environ 30 0/0 sous l'influence de la marche à quatre pattes.

En résumé, cette marche, en combinant la station horizontale et le brassage de la région stomacale, paraît nettement influencer l'évacuation gastrique.

Ces expériences paraissent confirmer la théorie de Darwin qui nous montre les hommes primitifs sous l'as-

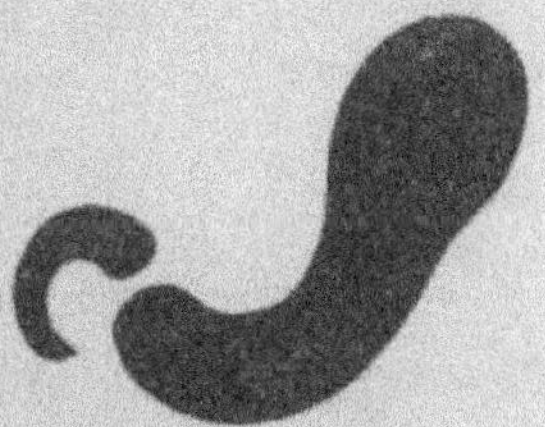

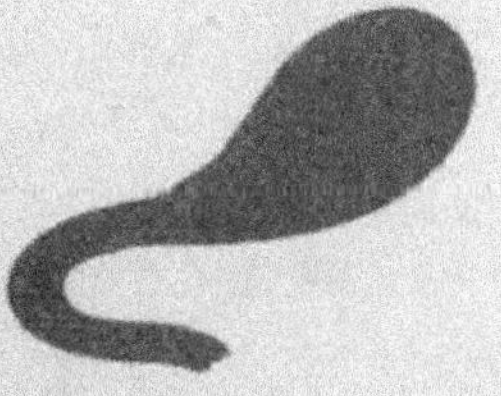

FIGURE 37 — *Estomac en position debout.*   *Estomac en position à 4 pattes.*

pect de quadrupèdes, devenus peu à peu des bipèdes, afin d'utiliser la main qui, par sa connexité avec l'intelligence, devait assurer à l'homme la domination universelle.

Mais, dans cette évolution, la situation et la fonction stomacales se sont-elles suffisamment adaptées ? On peut croire que non, puisque nos expériences nous montrent que l'évacuation stomacale est beaucoup plus rapide dans la station quadrupède que dans la station bipède.

Voici comment nous conseillons cette marche, dans les cas de traitement stomacal :

1° *Sous forme de gymnastique prolongée, si on se trouve en présence d'un sujet jeune capable de refaire sa paroi musculaire ;*

2° *Sous forme de gymnastique de quelques minutes, le matin à jeun, après prise de boisson chaude, si on veut simplement pratiquer une sorte d'auto-nettoyage stomacal physiologique*

XIII

DE L'ÉTAT DYSPEPTIQUE
ET DIÉTÉTIQUE

**Boissons.
Régime alimentaire.**

DES BOISSONS

On voit souvent, en tête du régime, ce conseil : prendre comme boisson de l'eau ou des infusions chaudes.

Cette formule est on ne peut plus sage, mais elle me paraît incomplète, car elle ne répond nullement à ces trois questions :

Quand doit-on boire ?
Quel volume peut-on boire ?
Quelle boisson conseille-t-on ?

Quand doit-on boire ?

En dehors de toute considération scientifique, il suffit, pour résoudre cette question, de voir comment boivent les animaux. A-t-on jamais vu un chien interrompre sa pâtée pour aller boire ? Le vulgaire charretier n'a-t-il pas l'habitude de donner à son cheval le seau d'eau bien avant l'avoine ? D'ailleurs, la simple logique confirme cette façon de faire, et ce n'est que notre civilisation de gourmets qui a apporté l'usage des boissons au cours du repas.

Cette conception de la boisson en dehors des repas repose sur les deux données physiologiques suivantes :

1º Chez un malade à muscles stomacaux insuffisants il est de toute nécessité de ne pas faire de surcharge alimentaire et, par suite, d'ajouter séparément l'eau et les aliments.

En effet, un demi-litre d'eau pris séparément, à jeun, s'élimine généralement au bout de dix minutes ; un demi-litre d'eau ajouté aux aliments suit l'évolution de ce repas au point de vue évacuation et, par suite, séjourne plusieurs heures dans l'estomac ;

2º De plus, la conception qui consiste à donner la boisson après les repas est également une erreur physiologique, puisqu'un repas normal, chez un individu sain, séjourne entre six et huit heures.

De ces considérations, nous tirons les préceptes suivants :

Diviser l'eau de boisson en deux catégories :

a) *La boisson destinée à former l'eau d'hydratation de nos tissus et qui doit être prise à jeun ou quinze minutes avant les repas.*

b) *La boisson destinée à favoriser la digestion et qui*

doit être prise aux repas ou immédiatement après les repas.

Quel volume peut-on boire ?

Avec une alimentation mixte dans laquelle entrent les potages, les légumes verts (n'oublions pas que les légumes verts contiennent 80 à 85 0/0 d'eau), un adulte doit boire de 600 à 800 grammes d'eau par jour.

Ces 600 grammes peuvent se diviser en deux parties :

1° 400 grammes d'eau d'hydratation proprement dite, soit un grand verre d'eau, pris un quart d'heure avant les deux repas ;

2° 200 grammes d'eau de boisson digestive, soit environ deux tasses à thé d'infusion digestive, pris aux repas ou après les repas.

Quelle boisson conseille-t-on ?

J'ai dit que l'eau de boisson peut être divisée en boisson d'hydratation et en boisson digestive. La première doit être de l'eau, de préférence de l'eau pure et froide, ou une eau minérale non chargée en sels.

La boisson digestive doit, au contraire, présenter les deux caractères suivants :

1° *Être une boisson chaude ;*

2° *Avoir un pouvoir digestif.*

1° Boissons chaudes. — L'épreuve de tous les jours montre les bons effets des boissons chaudes en thérapeutique stomacale. On comprend d'autant mieux leur usage aux repas qu'elles ont une valeur réelle sur les différentes fonctions de l'estomac, agissant à la fois sur sa sensibilité, sa motricité et sa sécrétion.

En effet :

a) Les boissons chaudes calment les douleurs en diminuant l'hyperesthésie stomacale ;

b) Elles stimulent la motricité en excitant les fibres musculaires de l'estomac, au même titre que l'injection chaude provoque les contractions des fibres musculaires de l'utérus dans la métrorragie ;

c) Elles favorisent enfin l'action de la sécrétion stomacale ; la pepsine ayant en effet son maximum d'action entre 40° et 50°, la digestion des albumines se fait dans les conditions de température les plus favorables.

2° Boissons ayant un pouvoir digestif. — Si les médecins reconnaissent aux boissons chaudes ces diverses propriétés sur la digestion stomacale, ils professent généralement un complet désintéressement quand il s'agit de choisir l'infusion à conseiller.

Partant en effet de ce principe que l'eau chaude est la partie agissante, ils n'ont d'autre but que de faire accepter cette eau chaude au malade en lui permettant de l'aromatiser selon son goût.

D'où les infusions prises *ad libitum* : thé léger, camomille, feuilles d'oranger..., toutes infusions ne contenant aucun principe agissant sur la digestion stomacale.

Contrairement à cette manière de faire, nous avons recherché une infusion qui, outre ses propriétés générales de boisson chaude, eût une action spéciale sur la digestion gastrique.

Une infusion qui nous paraît répondre à ces conditions est l'infusion d'orge germée et nous la préconisons pour la raison suivante :

Abandonné dans certaines conditions d'humidité, le grain d'orge subit le phénomène de la germination ; sous cette influence, autour de l'embryon qui se développe se forme de la diastase ou ferment digestif de l'amidon. Cette diastase, pénétrant dans la réserve amylacée du grain d'orge, transforme cet amidon en produits d'hydratation : amidon soluble, dextrine, matières sucrées.

L'orge, ainsi transformée, forme le malt et sert à la fabrication de la bière : pour cela, on épuise le malt par l'eau bouillante qui dissout les matières solubles provenant de l'amidon et donne une solution sucrée qui, après fermentation et manipulation spéciale, constitue la bière.

Dans ce traitement du malt par l'eau bouillante, remarquons que les ferments de l'amidon disparaissent totalement, la diastase étant en effet détruite vers 100°. D'où *inutilisation des bières comme boissons digestives.*

Mais si, au lieu de verser sur l'orge germée de l'eau bouillante, selon la préparation de la bière, on traite cette orge par de l'eau à 70° environ, on n'a pas seulement, comme dans le premier cas, une simple dissolution de produits sucrés, mais on a de plus une solution de diastase extrêmement active, puisque cette diastase soluble dans l'eau possède son maximum de saccharification entre 60° et 80°.

C'est l'infusion d'orge germée ainsi préparée que nous conseillons à nos malades.

Les propriétés saccharifiantes de cette infusion d'orge germée sont facilement mises en évidence : si l'on met à l'étuve à 40° une infusion de cette orge en contact avec une solution d'empois d'amidon, on voit, sous l'influence de la diastase, cet amidon se transformer en matières sucrées qu'on peut rechercher ou doser au moyen de la liqueur de Fehling.

Chez l'homme, la transformation gastrique de l'amidon, c'est-à-dire la digestion de tous les aliments d'origine végétale, se fait par un processus analogue, sous l'influence de la diastase contenue dans la salive. Mais cette action diastasique, qui commence pendant la mastication et se continue dans l'estomac, est souvent compromise.

On sait, en effet, que, sous des influences diverses, mastication trop rapide, sécrétion exagérée d'acide chlorhydrique qui détruit le ferment salivaire dans l'estomac, la digestion de l'amidon est compromise dans la majorité des cas de la pathologie gastrique.

Dans le cas de mauvaise digestion stomacale, on peut donc penser que l'action de prendre pendant le repas des infusions d'orge germée supplée à cette transformation insuffisante des amidons et améliore cette digestion.

C'est ce qu'on peut constater après un repas d'épreuve ; si on donne deux jours de suite à un même malade un repas d'Ewald formé, le premier jour, de pain et d'une infusion de thé, le second jour, de pain et d'une infusion d'orge germée, les matières sucrées sont plus abondantes dans le suc gastrique du deuxième repas.

En résumé, pour les raisons données, nous conseillons l'infusion d'orge germée comme boisson digestive et, pour obtenir cette boisson avec le maximum d'action saccharifiante, nous la préparons de la façon suivante :

Moudre une cuillerée à soupe d'orge germée, mettre avec un tasse à thé d'eau froide dans un récipient en terre, faïence (non en métal), qu'on place, pendant dix minutes, au bain-marie dans de l'eau bouillante. Passer et sucrer comme une infusion ordinaire.

Cette infusion, comme nous l'avons dit, est prise comme boisson digestive au cours du repas ou après le repas.

RÉGIME ALIMENTAIRE

Le régime alimentaire est une des grosses préoccupations du médecin qui donne une ligne de conduite au dyspeptique.

Très longs sont les régimes, tous d'ailleurs plus ou moins copiés les uns sur les autres que chaque médecin croit devoir inscrire comme un pensum en tête de son ordonnance.

Il est vrai que pour éviter d'écrire cette fastidieuse énumération d'autres tournent la difficulté en donnant au malade des indications de régime tout imprimées.

A l'erreur de diététique qu'ils peuvent commettre, ils ajoutent sûrement une erreur psychologique. C'est qu'en effet tout malade croit à tort ou à raison être un malade à part, être l'unique malade dont s'occupe son médecin. Et en présence de ce régime « omnibus » il englobe dans son manque de confiance et son régime et son médecin.

Il est bien entendu que dans tout régime de dyspeptique on doit insister sur certains points, éliminer *sauces, fritures, cuisine savante*, recommander au malade de manger lentement, de bien mastiquer et surtout si le malade a de bonnes dents, de triturer longuement le bol alimentaire de manière à produire une salive abondante.

Mais en dehors de ces points sur lesquels tout le monde est d'accord, nous voudrions surtout montrer que le médecin a beaucoup plus de chance de modifier la sécrétion gastrique, non en étendant la liste des aliments permis ou défendus, mais en *établissant l'ordonnance du repas de son malade*, c'est-à-dire l'ordre dans lequel les aliments doivent être présentés.

« *L'ordonnance d'un repas*, dit Brillat-Savarin, *doit* « *aller pour les comestibles du plus substantiel au plus* « *léger, et pour les boissons des plus tempérées aux plus* « *parfumées...* » et, ajoute prudemment le critique Hoffmann dans l'Avant-propos de la *Physiologie du goût... « mais avant de vous faire initier aux mystères* « *de la gueule, consultez bien* vos forces et vos dispo-« sitions naturelles, examinez sans présomption *quid* « *valeat stomachus, quid ferre recuset* ».

C'est donc avec de tels guides que nous concevons pour nos dyspeptiques un protocole de repas, qui est servi dans l'ordre immuable suivant : *Potages, viandes, légumes, dessert.*

Examinons les raisons physiologiques qui peuvent bouleverser cet ordre pour nos trois catégories d'aliments : *féculents, matières grasses, albuminoïdes.*

Féculents.

La digestion des amidons se fait dans la cavité gastrique sous l'influence de la ptyaline, ferment salivaire.

Si on commence le repas par les viandes, la sécrétion chlorhydrique se déclanche, les féculents et la ptyaline tombent dans le milieu acide de l'estomac. Or la ptyaline est détruite avec 0,50 p. 1000 de HCl et par suite la saccharification est compromise.

On peut s'en rendre compte par des dosages de matières sucrées après repas d'épreuve faits avec viandes ou féculents ou inversement avec féculents et viandes.

Dans le deuxième cas, nous avons trouvé des augmentations de sucre réducteur pouvant dépasser 30 0/0.

Matières grasses.

Les expériences de Pawlow sur des chiens porteurs d'un petit estomac chirurgical montrent l'action inhibitrice des corps gras sur la sécrétion. Pris au début d'un repas, ils peuvent diminuer d'une façon considérable la sécrétion chlorhydrique, au cours du repas.

Viandes.

Les viandes et surtout les viandes rôties ont au contraire une action excitante sur la sécrétion gastrique.

Chez des chiens œsophagotomisés, Pawlow a montré qu'elles déterminent une sécrétion psychique considérable. Prises au début du repas, elles peuvent donc amorcer une digestion et augmenter la sécrétion chlorhydrique au cours du repas.

De ces résultats physiologiques, nous tirons deux types de menu dans lesquels entrent féculents, albuminoïdes et matières grasses.

HYPOSÉCRÉTION	HYPERSÉCRÉTION
1er Plat : *Albuminoïdes* : Viandes grillées. Poissons.	1er Plat : *Corps gras* : Beurre, sardines à l'huile.
2e Plat : *Amidons* : Légumes, pâtes.	2e Plat : *Amidons* : Féculents, pâtes.
3e Plat : *Corps gras* : Crèmes.	3e Plat : *Albuminoïdes* : Viandes, poissons.

Sur ces types on peut broder tout menu en tenant compte toutefois plus des déductions physiologiques de Pawlow que des incitations gastronomiques de Brillat-Savarin.

ALIMENTATION QUANTITATIVE

Une faute assez fréquente chez le médecin, c'est en présence d'un dyspeptique *à type insuffisance musculaire* de trop réduire le régime alimentaire, quantitativement et qualitativement.

Le régime dit « d'exclusion » souvent élimine de l'alimentation les seuls aliments que le malade mange avec appétit.

Il ne faut pas être trop éclectique, il faut respecter dans une certaine mesure le goût du malade qui est le seul capable de déclancher l'appétit. Ne pas oublier d'ailleurs que tout dyspeptique est déjà porté à réduire spontanément son alimentation. En effet le malade a ressenti quelques douleurs, quelques malaises vagues. Dans la machine humaine le tube digestif est si compliqué qu'il ne se passe pas de jours sans que nous percevions quelques grincements dans son fonctionnement. L'homme normal passe, le nerveux s'arrête. Il attribue son malaise à un aliment et il le supprime. Le lendemain autre malaise, autre aliment supprimé. Et alors se produit peu à peu la course à l'abîme...

Et nous prendrons comme exemple de ce dyspeptique la victime de ce régime d'exclusion qui forme ce type de malade que nous avons tous vu :

Sujet plutôt jeune que vieux, plus souvent femme qu'homme. Le symptôme dominant, c'est l'amaigrissement, amaigrissement qui va progressant, qui peut atteindre 40 0/0 du poids du malade, amaigrissement qui est la préoccupation quotidienne, constante du sujet et de son entourage. Ajoutez à ce fait capital tous les symptômes qu'on peut rencontrer en pathologie gastro-intestinale : perte des forces, gonflements, douleurs tardives, constipation, glaires dans les selles.

Inutile d'ajouter que l'état psychique est à l'unisson et que le malade est persuadé qu'il ne guérira jamais.

Vous examinez le malade à fond, tube digestif, poumons, cœur, urines non seulement pour asseoir d'une façon absolue votre diagnostic, mais aussi pour montrer à votre malade que vous n'avez laissé aucune possibilité d'erreur.

Votre diagnostic est fait : pas de tare irrémédiable. Quelle est votre conduite ?

En premier lieu, c'est de gagner la confiance de votre malade, et c'est en cela que le médecin doit avoir l'autorité suggestive qui fait les thaumaturges.

Convaincu lui-même de la possibilité de la guérison, il doit faire passer cette conviction à son malade.

Par quels moyens ? Autorité morale, raisonnement, persuasion... Chacun agira selon son tempérament, selon son caractère, mais on peut affirmer que la réussite est la pierre de touche du médecin possédant le don de persuasion qui est et restera la qualité indispensable du médecin praticien.

Dès que le médecin sent qu'il a la confiance du malade, on peut affirmer qu'il a gagné la partie.

Ce point acquis, voici les deux indications qu'il faut savoir imposer à son sujet :

1° Le repos ; 2° la suralimentation.

Le repos.

Il est indispensable, en présence d'une perte de poids considérable, de réaliser des économies physiques, et ces économies ne peuvent s'obtenir qu'avec le repos au lit.

Repos au lit : économie de mouvements, économie

de chaleur, économie, par suite, de combustible alimentaire.

Le lit, c'est en effet la couveuse artificielle qui met le corps dans une ambiance thermale idéale.

Et c'est de plus l'éloignement de la vie mondaine, de la vie émotive. C'est l'économie du capital des forces nerveuses ajoutée à l'économie du capital des forces physiques.

Aussi, pas de transaction, exigez un repos de quinze jours, d'un mois, de six semaines, mais pas de demi-mesures, de chaise longue, de diners en famille...

Suralimentation.

Les économies réalisées au maximum, il faut ensuite réparer le capital détruit. Or, on se trouve toujours en présence d'organes qui ont perdu l'habitude de travailler.

Pour remonter le courant, deux voies sont ouvertes au médecin :

Le procédé de douceur qui a pour but d'augmenter peu à peu l'alimentation ;

Le procédé *de violence qui consiste à imposer d'emblée au malade une alimentation suffisante.*

C'est ce dernier procédé que nous employons.

Dès le malade au lit, soumettez-le à un régime de deux repas à midi et le soir, avec des aliments sélectionnés, soit, mais *quantitativement* suffisants. Ajoutez entre les repas un litre et demi de lait pris en trois fois, 8 heures, 10 heures, 16 heures. Inutile d'ajouter que tout malade protestera : « Je n'aime pas le lait, il me donne la diarrhée... ». Raisonnez-le, mais tenez bon. Après quelques jours de lutte, le malade est sorti de l'ornière, marche rapidement vers la reprise des kilos, et vous avez gagné la bataille. Et ce qui est vrai pour ce cas extrême, est vrai pour tous les degrés dyspeptiques intermédiaires.

TABLE DES MATIÈRES

LAVAL. — IMPRIMERIE BARNÉOUD.

9 782329 219974